プラーク
コントロールの臨床

監著　金子 至

執筆　内川宗敏　金子 智　金子 創　汲田 剛　福田修二　松井 力　宮下 徹
　　　荒井雅代　市川美由紀　伊藤美穂　稲原有妙子　木下優子
　　　小林加奈　坂間由希子　関根菜々子　長田芳野　成田裕子
　　　橋爪由美子　松本絹子　栁澤陽華

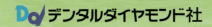
デンタルダイヤモンド社

はじめに

　う蝕や歯周病などの原因となるプラークをしっかり除去するプラークコントロールは、いまやあらゆるメディアで頻繁に取り上げられ、「いまさら」と感じる読者諸氏もおられるかもしれない。しかし、プラークコントロールに力を入れて診療していても、患者は磨いたつもりだがプラークが残っている、不適切なブラッシング圧による擦過傷や歯肉退縮が生じている、ブラッシング習慣が定着しないなど、なかなか期待どおりにならないことが多い。

　筆者らが所属するスタディーグループ「綾の会」では、プラークコントロールとは付着しているプラークを落とすだけではなく、さらにもう一歩踏み込んだものとして捉えている。すなわち、患者をより広く深く診て、患者が自分の健康は自分で守る"自律的健康観"の獲得をも内包するものと位置づけている。

　平成29年簡易生命表（厚生労働省）によると、現在わが国の平均寿命は、男性81.09歳、女性87.26歳となり、口腔は加齢に伴う歯の咬耗や歯肉退縮、全身疾患の罹患とそれに伴う薬剤の服用による唾液分泌量の減少など、さまざまな問題に晒されている。最近では、プラークコントロール不良で口腔衛生状態の悪い高齢者が誤嚥性肺炎を起こしやすいことが話題にのぼり、口腔環境を健康に保つことが患者の生命にもかかわるという認識が広まりつつある。

　歯科臨床の基本であるプラークコントロールは、患者の自律的健康観の獲得、ひいては最期まで食べられる"口"作りへと繋がる重要な役割を担っている。とくに世界に先駆けて超高齢社会へ突入したわが国では、今後そのような予防的思考と口腔環境の整備がより重要性を増していくのは必至である。本書が改めてプラークコントロールをみつめ直すきっかけとなり、多くの歯科医師や歯科衛生士、そして患者のお役に立てば幸いである。

2018年9月

金子　至

CONTENTS

Prologue

01. プラークコントロールの意味・意義① ………………… 8

02. プラークコントロールの意味・意義② ………………… 18

Main Chapter

01. "人生100年"を見据えたブラッシングの必要性 ………… 32

02. 前歯部のプラークコントロール ………………………… 40

03. 臼歯部のプラークコントロール ………………………… 48

04. 歯周外科手術後のプラークコントロール ……………… 58

05. ブリッジのプラークコントロール ……………………… 64

06. インプラントのプラークコントロール ………………… 72

- 07. 矯正治療中のプラークコントロール …………………………… 78
- 08. 小児のプラークコントロール …………………………………… 86
- 09. 高齢者・有病者のプラークコントロール ……………………… 92
- 10. 歯肉縁下のプラークコントロールの重要性
  34年間の変遷 …………………………………………………… 112
- 11. 歯肉を退縮させない指導を意識した長期2症例 …………… 118
- 12. "自律的健康観"の獲得 ………………………………………… 128
- 13. 歯周治療と歯科医院経営 ……………………………………… 142

Epilogue

訪問診療で行う"口腔ケア" ……………………………………… 154

● 執筆者一覧 ●

金子 至　　長野県・医療法人創志会　金子歯科医院　歯科医師
内川宗敏　　長野県・医療法人　内川歯科医院　歯科医師
金子 智　　長野県・医療法人創志会　金子歯科医院　歯科医師
金子 創　　長野県・医療法人創志会　金子歯科医院　歯科医師
汲田 剛　　長野県・医療法人　汲田歯科医院　歯科医師
福田修二　　長野県・医療法人創志会　金子歯科医院　歯科医師
松井 力　　長野県・医療法人　きらら歯科クリニック　歯科医師
宮下 徹　　長野県・宮下歯科医院　歯科医師

荒井雅代　　長野県・医療法人　内川歯科医院　歯科衛生士
市川美由紀　長野県・宮下歯科医院　歯科衛生士
伊藤美穂　　長野県・医療法人創志会　金子歯科医院　歯科衛生士
稲原有妙子　長野県・医療法人　汲田歯科医院　歯科衛生士
木下優子　　長野県・医療法人　きらら歯科クリニック　歯科衛生士
小林加奈　　長野県・医療法人　汲田歯科医院　歯科衛生士
坂間由希子　長野県・宮下歯科医院　歯科衛生士
関根菜々子　長野県・医療法人創志会　金子歯科医院　歯科衛生士
長田芳野　　長野県・医療法人創志会　金子歯科医院　歯科衛生士
成田裕子　　長野県・医療法人　内川歯科医院　歯科衛生士
橋爪由美子　長野県・宮下歯科医院　歯科衛生士
松本絹子　　長野県・医療法人創志会　金子歯科医院　歯科衛生士
栁澤陽華　　長野県・医療法人創志会　金子歯科医院　歯科衛生士

Prologue

01 プラークコントロールの意味・意義①

 **歯科医院における
プラークコントロールの位置づけ**

　みなさんは「プラークコントロール」という言葉から何を連想するだろうか？　もし「プラークコントロール＝プラークを落とすこと」と連想したら、大事なものを見落としていることになる。歯周治療の基本は、すべての治療ステージで良好なプラークコントロールが維持できているかどうかにかかっている。この最も基本的なプラークコントロールが確立されなければ、その後の治療効果は十分に得られない[1]。

　このように、あらゆる歯科治療に対する基盤ともいえるプラークコントロールは、健康な口腔内環境を長期間にわたって維持するために欠かせないものである。

　では、健康な口腔内環境とは、具体的にはどういう状態だろうか？

　WHO（世界保健機構）憲章では、「健康とは、単に病気ではないとか弱っていないということだけではなく、身体的にも、精神的にも、社会的にも満たされて良好な状態」と定義されている。口腔内に置き換えてみると、一人ひとりが悩みやストレスを抱えながら年を重ねるなかで、食べる・飲む・嚙む・話すなど、当たり前の日常生活を送ることができる状態といえる。この状態を作って維持するプラークコントロールは、歯科医療の基盤である[2]。

 **プラークコントロールの定義と
目的・意義**

　特定非営利活動法人 日本歯周病学会から出版されている『歯周病専門用語集』（医歯薬出版）によると、プラークコントロールとは、「プラークを除去し、またプラークの再付着を防止して、口腔内を清潔に保つこと」とある。

　図1は、当院に通院している10～90代までの患者の各年代における臨床的に健康な口腔内環境を示している。30年以上当院へ通院している患者もいるが、プラークの除去だけで本当にこのように良好な状態を維持できるだろうか。

　狭義のプラークコントロールとは、用語集にあるように、プラークの除去を意味するが、われわれが目的とするプラークコントロールは、プラーク（細菌）を落とすことだけではなく、プラーク（細菌）を調節・管理することで、歯周病の直接の原因である「プラーク＝細菌の塊」の増殖を抑え、歯周病を予防しようというものである。

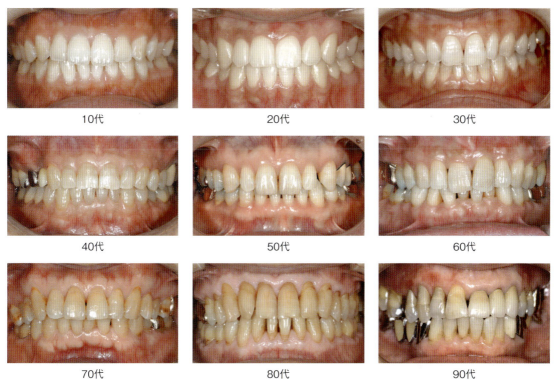

図❶ 当院患者の各年代における臨床的に健康な口腔。加齢とともにそれぞれの年代に応じた健康な口腔がある

　口腔内の細菌は常在菌であり、ゼロにすることはできない。大切なのは、細菌を体の抵抗力（免疫力）で抑えられるレベルに維持することである。それには口腔の健康だけでなく、全身の健康が大きくかかわってくる。われわれ歯科医療従事者の役割は、口腔を通じて患者が全身の健康に目を向け、自分の健康は自分で守るという自律的健康観を高めていくことであり、このことが広い意味でのプラークコントロールと考えている。

 プラークコントロールの分類

　プラークコントロールは、歯肉縁上プラークコントロールと歯肉縁下プラークコントロールに大別できる（図2）。

1．歯肉縁上プラークコントロール

　患者自身が行うセルフケアと、歯科衛生士が行うプロフェッショナルケアに分けられる。セルフケアにはブラッシングやフロッシングなどに加え、甘味制限も含まれる。

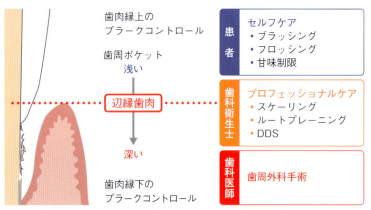

図❷ プラークコントロールの分類。歯肉縁上と歯肉縁下のプラークコントロールができなければ、口腔の健康は得られない

2. 歯肉縁下プラークコントロール

　ブラッシングを中心としたプラークコントロールに加え、歯科衛生士によるスケーリングやルートプレーニング、さらに歯科医師による歯周外科手術を含む場合がある。また、抗菌薬を用いたDDS（Drug Delivery System）を行うこともある。

　歯肉縁上のプラークコントロールは、歯肉縁下の細菌叢にも影響を与える。歯肉縁上か歯肉縁下のどちらか一方ができていればよいのではなく、それぞれの立場で役割をしっかりと果たさなければ、口腔の健康は得られない。患者には、ブラッシングは治療の一環であることを理解してもらい、自ら治療に参画する意識づけをすることが重要である[3]。

 症例1

患者：Mさん、33歳、男性

初診：2007年6月1日

主訴：ブラッシング時に上顎前歯部の歯肉から出血する

歯科的既往歴：高校生の3年間、矯正治療の経験あり

全身的既往歴：特記事項なし

喫煙：なし

職業：日本酒の杜氏

　初診時（図3）は上顎前歯部の歯間乳頭歯肉の発赤・腫脹が著しく、臼歯部にもプラークが多量に付着していた。主訴である上顎前歯部を注目部位とし、経過を追っていくことにした。

　まず、直接の原因であるプラークの除去を行い（ブラッシング指導）、歯肉の変化を見ながらスケーリングやルートプレーニングを進めていった（図4a〜c）。患者はまじめで、ブラッシングやフロッシングを指示どおり行ってくれたが、歯肉

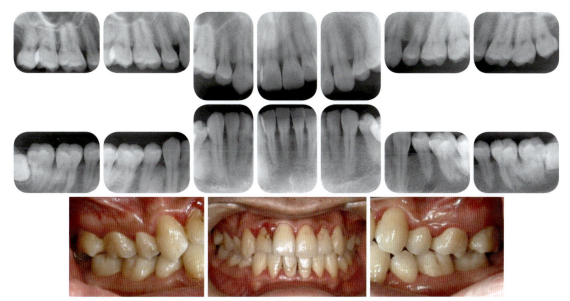

図❸ 初診時のデンタルＸ線写真と口腔内写真（2007年6月1日）。上顎前歯部の歯間乳頭部歯肉の発赤・腫脹が著しく、臼歯部にもプラークが多量に付着していた

の反応が悪かったため、プラーク以外にも原因があると思われた。

　生活習慣について確認すると、1日に5回（朝昼晩の食事3回と間食2回）以上の飲食に加え、杜氏という職業柄、日本酒の試飲を日に1、2回していることがわかった。また、出荷の時期には半日試飲していることもあることがわかった。歯肉の反応が悪いのはこの影響と考え、間食をなくし、試飲も可能なかぎり控えるように指導した。

　患者自身が炎症の原因を理解し、自律的健康観が高まった結果、歯肉の炎症は消退し、9年経過した現在も良好に維持している（図4d、e）。

　口腔を通して何が健康を害しているのか、その原因を患者とともに見つけ出し、改善するためのアドバイスをすることがわれわれの役割である。それにはプラークのみに注目するのではなく、その付着に影響を与える生活習慣や生活環境にまで踏み込んで指導することが必要であろう。

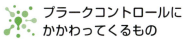 プラークコントロールにかかわってくるもの

　プラークコントロールに影響を与えているのは何かを考えるうえで、まず、患者を知るための情報収集が必要である。

　収集する情報として、以下が挙げられる。

Sデータ（主観的情報）：状況に対する対象者、家族からの訴えや意見、対象者が話したこと（一

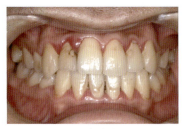
a：初診時

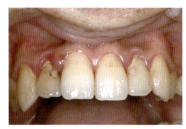
b：スケーリング後2週間

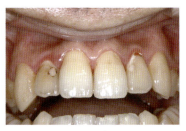
c：SRP後10日

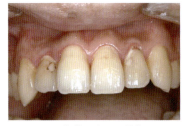
d：初診から3ヵ月後

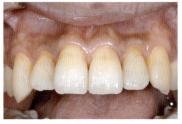
e：初診から9年後

図❹　注目部位の比較。ブラッシング指導を行い、歯肉の変化を見ながらスケーリングやルートプレーニングを進めたが、歯肉の反応は悪かった（a～c）。プラーク以外にも原因があると考え、食習慣を改善するよう指導を行った。自律的健康観の獲得とともに歯肉の炎症は消退し、9年経過した現在も良好な状態を維持している（d、e）

般的情報、全身的・歯科的既往歴、現病歴、主訴、心理・社会・行動面の背景など）

Oデータ（客観的情報）：医療者側から観察した対象者の状態や行動、測定することが可能な情報（歯の診査、歯周組織・軟組織の診査、口腔内衛生状態、X線診査、口腔内写真など）

　情報を把握・理解・分析することで、プラークコントロールに影響を与えているものをあきらかにして、その課題に対して適切な指導・処置を行うことが、患者にとっての"最善のプラークコントロール"に繋がってくる。

 症例2

患者：Yさん、57歳、女性
初診：2009年1月5日（図5、6）
主訴：全体的に健診してほしい
職業：主婦

1. Sデータ

- 朝と夜は時間をかけて3種類の歯ブラシを使用し、1日3回ブラッシングしている
- 研磨剤で歯を削ってしまうことを心配し、着色が気になるとき以外は歯磨剤を使用していない
- 菓子パン、和菓子、スポーツ飲料摂取など、間

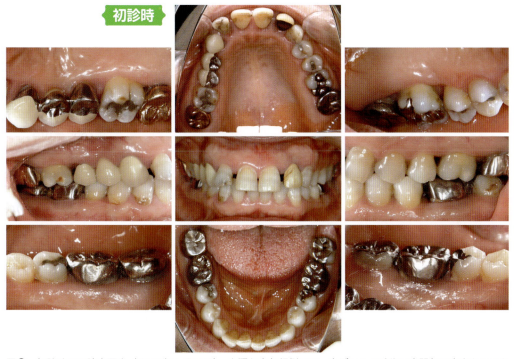

図❺ 初診時の口腔内写真（2009年1月5日）。上顎臼歯部頬側では、歯ブラシの毛先で歯間部の歯肉をつつき、押し下げられている。下顎臼歯部舌側では、歯頸部および歯間部にプラーク付着が認められる

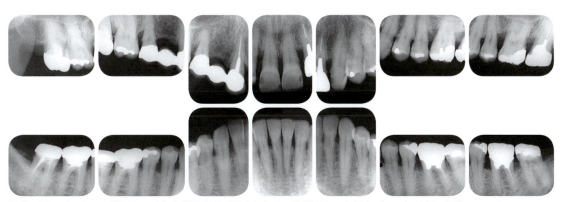

図❻ 同、デンタルX線写真では歯肉縁下歯石が認められる。歯周ポケット深さ（PPD）は深い部位で5～6mm

食の習慣がある
- 狭心症、高血圧症（服薬：コニプロス）

2．Oデータ

- 舌側：口蓋側にはプラークが厚く付着し、唇側・頬側は歯ブラシ圧が強く、歯肉が押し下げられている。歯石の沈着や歯槽骨の吸収を認める
- PPDは深いところで5～6㎜
- 唾液検査の結果は*Streptococcus mutans*（SM）、*Lactobacillus*（LB）ともにハイリスク
- 唾液量は1.5mL/分
- 体調や気分が不安定で神経質（父親、兄の看病によるストレスもあり、表情に表れる）

　これらの情報から、プラークコントロールを妨げるものとして、口腔内状態の認識不足、不適切なブラッシング、体調や気分が不安定、過剰な甘味摂取などが考えられ、それぞれの課題に対して指導を行った。

3．患者の表情・態度

　「これだけ多くのものを使って、こんなに磨いている」という自負に対してブラッシング習慣が定着していることや、口腔衛生用品を多用してきれいに磨こうという気持ちを認め、評価した。次に、口腔内写真やX線写真などを用いて不適切なブラッシングに気づかせ、理解を得たのち、適切なブラッシングについて指導を行った。

　説明・指導を理解し、納得できているかは、患者から発せられる情報（表情や態度）から判断する。表情・態度は、大切な情報の一つである。患者の性格を把握、分析して、指導しやすい状況を作ることは、プラークコントロール向上のために大切だと考える。治療後には、次のようなコメントが寄せられた。

「自分の少しの努力で歯肉が引き締まり、色もよくなってうれしい」

「ときどき短時間で済ませることもあるが、1日1回はしっかりブラッシングを心掛けるとすっきりして気分もよい」

「間食の回数が減り、就寝前はしっかり歯磨きをする習慣がついた」

　現在では、プラークコントロールも改善し、歯肉の回復や歯槽骨の安定がみられる（**図7～10**）。

　患者を知る情報収集は大切である。そして情報を把握・理解・分析し、プラークコントロールにかかわってくるものは何かを考え、そのときに適切な処置はもちろん、将来を見据えたプラークコントロールの指導を行っていくことが重要である。

［金子　至、伊藤美穂、市川美由紀、宮下　徹］

【参考文献】
1）日本歯周病学会（編）：歯周治療の指針2015．医歯薬出版，東京，2016．
2）金子　至，下野正基（編著）：歯肉を読み解く　臨床×病理の眼から歯肉の"なぜ"にこたえます！．デンタルハイジーン別冊，2014．
3）金子　至（編著）：実践　歯周治療へのチームアプローチ．デンタルハイジーン別冊，1995．
4）佐藤陽子，齋藤　純（編著）：歯科衛生ケアプロセスガイド．医歯薬出版，東京，2015．

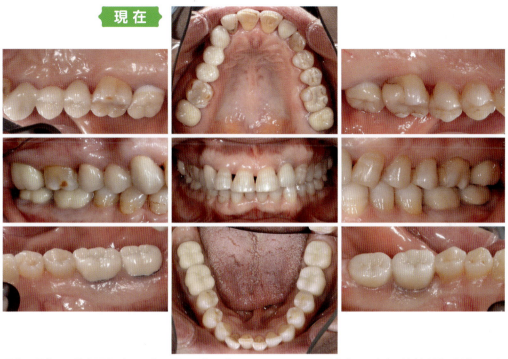

図❼ 現在の口腔内写真（2016年11月8日）。プラークコントロールが安定し、歯肉が自然な形に回復してきている

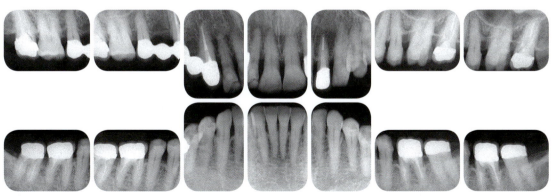

図❽ 同、デンタルX線写真。全顎的に歯槽骨が安定してきている。PPDは2～3mm

初診時

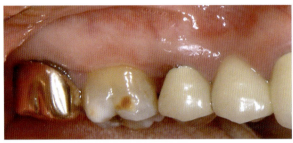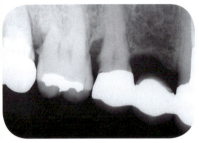

図❾a　2009年1月5日。歯ブラシで歯間部の歯肉が押し下げられている。歯肉縁下歯石が認められる

現在

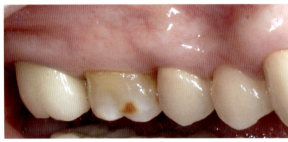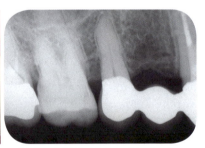

図❾b　2016年11月8日。自然な形の歯肉に回復してきている。5|遠心の歯槽骨が安定してきている

初診時

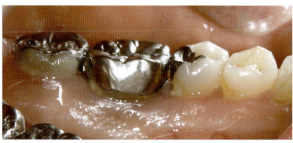 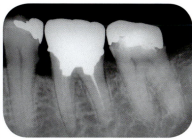

図⓾a　2009年1月5日。歯ブラシの毛先が舌側歯頸部および歯間部に当たっていない。歯石沈着が認められる

現在

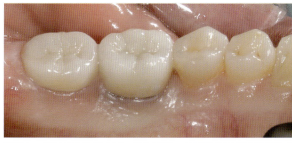 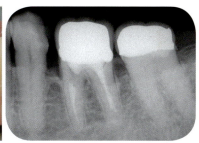

図⓾b　2016年11月8日。辺縁歯肉、歯間乳頭の形が安定してきている。歯槽硬線が明瞭となり、歯槽骨の安定がみられる

02 プラークコントロールの意味・意義②

 口腔衛生用品の位置づけ

　口腔疾患や歯周病はさまざまな全身疾患と深くかかわっており、歯周病の治療は口腔の健康のみならず、患者の全身疾患の改善と予防にも繋がることがあきらかにされている。したがって、歯周病治療の基本であるプラークコントロールは健康な口腔内環境を獲得し、長期間にわたって維持・管理するために欠かせないものである。さらに、プラークコントロールに必要な口腔衛生用品は疾病の治療や予防を左右する重要な役割を担う。

　このことから、口腔衛生用品は口腔環境を整える"薬剤"と認識することもできる。医科で患者に処方される薬剤は、病気の治癒や改善に有効なものであり、それは診査・診断して処方される。歯科で扱う口腔衛生用品も、診査・診断を包括して個々の病態に合ったものを選択し、効果的に使用しなければならない。

 口腔衛生用品を選ぶ基準

　では、どんな基準で口腔衛生用品を選ぶべきなのか。マスコミやインターネット上の情報から、患者がいつの間にか歯科衛生士が選択したものとは違う口腔衛生用品を使用していることがある。しかし、口腔衛生用品は、歯周病の治療に欠かせない重要なものなので、患者の性格・性質、性別、ライフステージ、口腔内状態（客観的データ）、全身疾患、生活環境、ブラッシングスキルなどの項目を考慮して、個々の患者に最も適切と考えられるものを、歯科医療者が選択しなければならない（**表1**）。

　とくに生活環境とライフステージは、口腔に大きな影響を及ぼすので、必要に応じて見直していくことが大切である。加齢に伴い、手指を細かく動かせなかったり、細かいことが面倒になったり、口腔管理に対するモチベーションが低下するなど、運動機能の低下だけでなく、心理面にも変化がみられることがある。内服する薬剤の量や種類が増えることも多く、副作用による口渇が口腔の健康を左右することがある。お薬手帳に記載されている薬剤情報には、注意が必要である。

　さらに、補綴・修復物の種類や形態、材質もプラークコントロールに大きくかかわってくる（表1：口腔内状態）。高齢者でも歯ブラシ1本でプラークコントロールができる口腔内環境（プラーク付着が少なく除去しやすい、また自浄作業を妨げない補綴形態）作りと、患者のブラッシングス

表❶　口腔衛生用品の選択にかかわる項目

性格、性質	外向、内向、思考、感情、直観、感覚など ①神経症傾向、情緒不安定性、②外向性、③開放性、知性、④調和性、⑤勤勉性
性別	価値観の相違、体力・力の相違、社会的立場の相違など
ライフステージ	口腔内状態の相違、プラークの質の相違、歯肉の性状の相違、唾液の性質や分泌量の相違、全身疾患の罹患、更年期、加齢など
口腔内状態 （客観的データ）	歯に関すること（解剖学的形態、歯列不正、歯間空隙、鼓形空隙、露出根面、補綴修復物、智歯、最後臼歯遠心、歯の欠損など） 歯周組織に関すること（歯肉の性状、付着歯肉の幅、歯肉の炎症の程度、歯肉退縮、Maynardの分類、小帯の位置異常、歯周外科処置など） プラークの量、プラークの質、嘔吐反射など
全身疾患 （薬剤の副作用）	歯肉の線維化、歯肉増殖、口渇など
生活環境 （食生活習慣）	職業、家族構成、地域性、甘味の多量摂取、アルコールの多量摂取、食品による酸蝕症など
ブラッシングスキル	手指の動きが不器用、リウマチ、バネ指、身体的障害、加齢など

キルに合った歯ブラシの選択が大切である。

 症例 1

患者：Kさん、59歳、女性
初診：2013年7月29日
主訴：右上の歯が2ヵ月前から時々浮いた感じがする
歯科的既往歴：他院に通院していたが満足できず、以前通院していた当院へ来院
全身的既往歴：関節リウマチ（寛解状態。服薬：メトトレキサート　フォリアミン®錠5 mg）、腎性高血圧症（服薬：ドキサゾン®錠2 mg、ドルナリン®錠20μg）
職業：主婦
喫煙：なし
性格：外交的、好奇心旺盛、明るく前向き
歯磨き習慣：朝晩2回、補助用具なし

　患者は関節リウマチのために手指が変形し、手首も動かない状態。歯ブラシは両手でパームグリップで握り、細かいストロークで動かすことは不可能。ブラッシング圧は弱め。長時間の歯磨きや最後まで一定の力とストロークで磨くことは困難であった。そのため、歯面にはうっすらプラークが残り、隣接面にはプラークが詰まった状態であった（図1）。指巻タイプのデンタルフロスを試したがうまくできず、補助用具は使用していなかった。

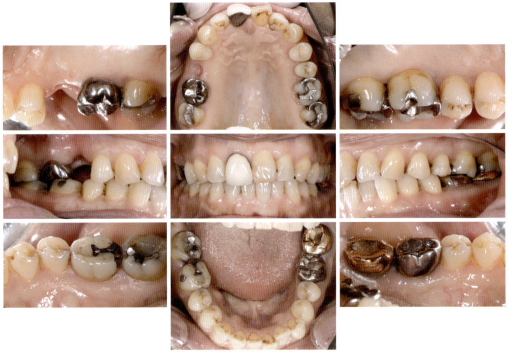

図❶　初診時の口腔内写真（2013年7月29日）。BOP 40.1％、PCR 71.3％、PPDは深いところで6㎜。関節リウマチのため、手に力が入らない。両手で握り締めて磨いている。細かいストロークで磨けない。歯面には硬くなったプラークがうっすらと残り、隣接面にはプラークが詰まっていた

1．口腔衛生用品の処方

　磨き残して硬くなったプラークを落とすためには、ラウンド毛の歯ブラシが向いている。初診時は、歯肉を傷めないコシのあるラウンド毛で、最後臼歯まで届く小さめのヘッドの歯ブラシを選んだ（図2 a）。デンタルフロスは、パームグリップで握れるものを選択した（図2 b）。

　患者は外交的で好奇心旺盛、明るく前向きな性格で、「毎日できそう！」と前向きであった。愚痴をこぼさずに処方された口腔衛生用品を使いこなす努力をしていたが、細いグリップの歯ブラシやデンタルフロスを変形した両手で握り締めて磨くのは難しかった。また、デンタルフロスはヘッドを交換するタイプで接続部に力がかかり、壊れやすく交換が難しかった。そこで、口腔衛生用品の再検討を行った。

2．口腔衛生用品の変更（図3 a〜e）に伴う健康観の変化

　変更するうえで最優先にした基準は「握りやすさ」である。歯ブラシは握りやすい太めのグリッ

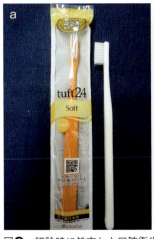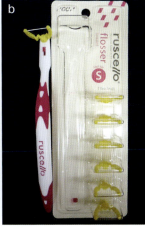

図❷　初診時に処方した口腔衛生用品。硬くなって落ちにくいプラークには、ラウンド毛の歯ブラシが効果的。デンタルフロスも両手で握り締めて使えるタイプのものを選んだ。a：タフト24（S）［オーラルケア］、b：ルシェロフロッサー（S）［ジーシー］

プで、隣接面にも毛先が届きやすいスーパーテーパード毛を追加した。初診から使用したラウンド毛の歯ブラシは、硬いプラークを落とすために、ブラッシング圧が弱い患者には必要なため、引き続き1日1回または2回の併用を継続した。これらの歯ブラシの使い分けは、プラークの付着状態によって患者が判断し、行っている。

また、患者が自ら介護用のグリップを購入し、歯ブラシに付けて使用している（図3d）。フロスはグリップが長めでネックがしっかりしたものを選択したが、患者には不十分であったため、シリコーン印象材のパテを患者の手の大きさに合わせて取り付けた（図3e）。重量が増して疲れるのではないかと心配したが、「いままでのなかで最も使いやすい」と言って使用している。現在はBOP、PCRともに改善し、安定している（図4）。

関節リウマチを患うこの患者にとって、現状の口腔衛生用品は万全とはいえないが、医療者側が握りやすく磨きやすい口腔衛生用品を探したり、自作したりしたことで、患者のプラークコントロールに対する意識が変化し、健康な口腔内環境の維持に前向きになった。

また、関節リウマチと歯周病の炎症性サイトカイン（TNF-α、IL-6）は同じであり、歯周病の予防は関節リウマチにもよい影響を与えることを患者は理解し、口腔から全身の健康へのよいモチベーションになっている。

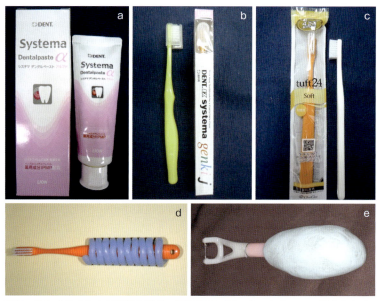

図❸ 新しく処方した口腔衛生用品。隣接面のプラークコントロール強化のため、歯間部に届きやすいスーパーテーパード毛の歯ブラシを追加で処方した。ラウンド毛の歯ブラシには、介護用の「くるくるシリコングリップ」を付けて使用している。デンタルフロスの使用は力が必要なので、シリコーン印象材のパテを付けて使いやすくなった。a：システマデンタルペーストα、b：DENT.EX systema genki j（いずれもライオン歯科材）、c：タフト24 S（オーラルケア）、d：くるくるシリコングリップ（Daiwa）、e：フロスエイトU（P&A：現在、製造・販売中止）にシリコーン印象材のパテを付けたもの

 症例2

患者：Tさん、61歳、女性
初診：1989年6月14日
主訴：歯肉から自然に血と膿が出る。冷たいものがしみる
歯科的既往歴：40歳代までは口腔内に特別な問題はなし。55歳（1983年）ごろから上下顎前歯部の歯肉退縮、歯の動揺を自覚するようになったが、放置した。初診より6ヵ月前に近在の歯科医院にて歯周病のために、3〜1|1 5、1|1の抜歯処置を受け、上下顎に義歯を装着した。その後、歯肉の出血、排膿が著明となり、当院に来院した
全身的既往歴：特記事項なし
職業：無職
家族：一人暮らし
喫煙：なし
嗜好：甘いものが好き。毎食後とお茶の時間にコ

初診時

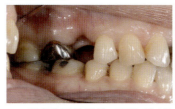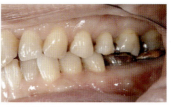

a：2013年7月29日。BOP 40.1％、PCR 71.3％

補綴処置終了

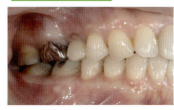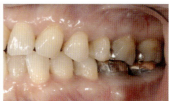

b：2015年8月21日

現 在

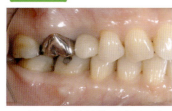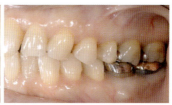

c：2017年5月26日。BOP 7.4％、PCR 41.7％、PPDは深いところで3mm。夜の歯磨きは時間をかけて行っている。歯面にはツヤがあり、歯肉は引き締まり、健康を維持している。今後もこまめなプロフェッショナルケアが必要な症例である

図❹a～c　初診から現在までの左右臼歯部の比較

　ーヒー（砂糖スプーン2杯）とお菓子を食べている。飲酒なし

性格：面倒見がよい、丁寧でまじめ、しっかり者
　初診時、ほぼ全顎的に多量のプラークと歯肉縁上・縁下歯石の沈着による重度の発赤・腫脹がみられた。上下顎左右側臼歯部では歯周ポケット内からの自然出血、排膿、歯肉退縮を認めた（**図5、6**）。

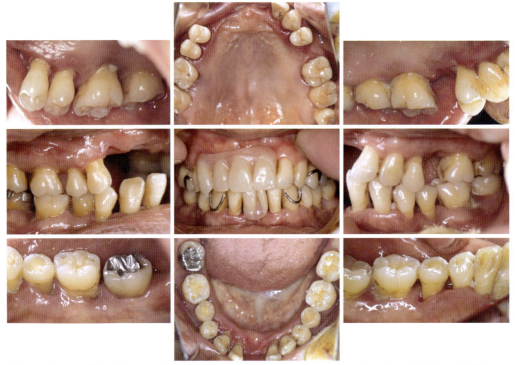

図❺ 初診時の口腔内写真（1989年6月14日、61歳）。ほぼ全顎的に多量のプラークと歯肉縁上・縁下歯石の沈着による重度の発赤・腫脹、歯肉からの自然出血、排膿を認めた。朝起きると、枕が血で汚れるほど悪化していた

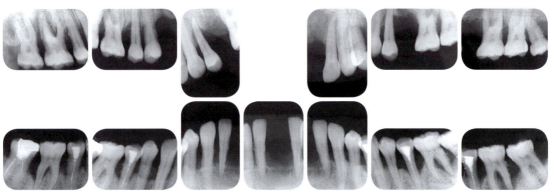

図❻ 同、デンタルX線写真。PPDは4～11mm。根尖付近にまで及ぶ歯槽骨吸収が多数あり、歯肉縁下歯石を認めた

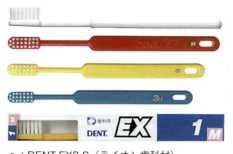
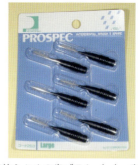

a：DENT.EX3 S（ライオン歯科材）

b：プロスペック 歯間ブラシⅡL（ジーシー）

図❼ 初診時に処方した歯ブラシ。ラウンド毛で軟らかめの歯ブラシ（a）。歯間ブラシはLサイズ（b）。ラウンド毛は厚くて硬めのプラークを落としやすい

1．口腔衛生用品の処方

　初診時、多量のプラーク付着による歯肉の著しい炎症を認めたため、軟らかめのラウンド毛の歯ブラシを選択した（図7a）。歯槽骨吸収により、歯間空隙の離開を認めたため、歯間ブラシを処方した（図7b）。ブラッシングによる歯肉縁上のプラークコントロールとともにSRPを行い、歯肉縁下のコントロールを開始した。また、甘味指導を行い、プラークコントロールの向上を図った。OHI（Oral Hygiene Instruction）開始後、ペングリップで力を入れず細かく振動させて磨くテクニックを身につけることができた。

　甘味コントロールは難しかったが、最終補綴処置が進むにつれてお菓子の量が減り、砂糖を使わなくなるなど、食生活に変化がみられた。メインテナンス移行時（63歳）、歯肉は引き締まり、健康的な口腔環境に回復した（図8、9）。77歳時（2005年）、将来を見据え、自らグループホームを探して転居した。初診から20年後の81歳時（2009年）、隣町からバスと電車を乗り継ぎ、3ヵ月ごとのメインテナンスに来院し、健康な口腔内環境で8020を達成した。

2．加齢による身体状態の変化とそれに伴う口腔衛生用品の変更

　2015年9月（87歳時）、背骨に起き上がれないほどの激しい痛みを伴う骨粗鬆症を発症した。同年11月、最後の来院。手指の運動機能が低下し、初診時のようなプラークコントロールはできなくなっていた。そこで、握りやすく一度に歯面全体を磨けるように、軟毛の太いグリップで大きなヘッドの歯ブラシに変更した（図10）。2016年1月（88歳時）から訪問歯科診療を開始した。背中の痛みで起きていられないため、長時間は磨けないが、患者なりにプラークコントロールを行い、口腔内は安定していた。

　2017年5月現在、|6 がプロービング値6mmで最も深く、BOP7.5％だが、歯槽骨は安定している（図11、12）。患者は89歳になったが、何で

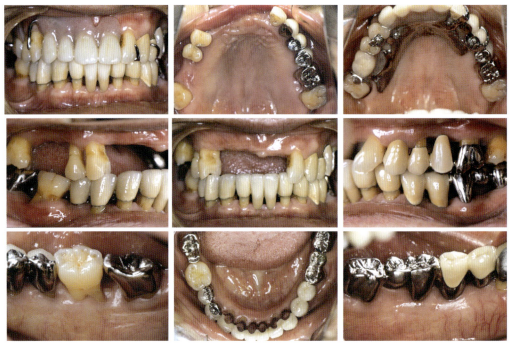

図❽ メインテナンス移行時の口腔内写真（1991年2月2日、63歳）。全顎的に良好なプラークコントロールが維持されていた。患者を中心としたチーム医療により、健康な口腔状態に回復した。BOP 0％。患者の努力と治療に対する熱意がうかがえる

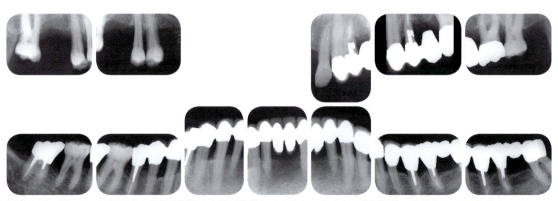

図❾ 同、デンタルX線写真。歯槽骨頂部の白線が連続してみられ、安定した歯周組織へ改善した。PPDは1～4mm

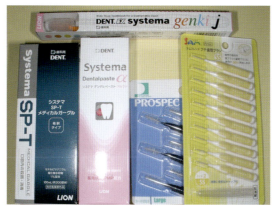

図❿ 骨粗鬆症発症後に処方した口腔衛生用品。手指の運動機能が低下し、歯ブラシを細かく動かせなくなった。太いグリップで握りやすく、一度に歯面全体が磨ける大きめヘッドで、軟らかくて気持ちよく磨ける歯ブラシ［上：DENT.EX systema genki j（ライオン歯科材）］に変更した。殺菌作用のあるうがい薬［左：systema SP-T メディカルガーグル（ライオン歯科材）］も追加した。患者はこれらをたいへん気に入って使用している

も噛めておいしく食べられている。背骨の痛みは残っているが、身の回りのことは自分で行い、自律的健康観の確立がうかがえる。また、そのことが患者の自信と励みになっている。

3. 歯肉縁上・縁下のプラークコントロール

28年間継続的に歯肉縁上・縁下の両方のプラークコントロールを行ってきたからこそ、患者は健康な口腔内環境を獲得、維持することができている。患者によるセルフケアはもちろんだが、甘味コントロールやプラークリテンションファクターの除去、外傷性因子の除去や是正など、セルフケアしやすい口腔内環境を医療者側が整えたことも大きく影響している（図11～13）。

以上の症例から、患者の生活背景や心理面などを深く知ることで、一人ひとりに合った口腔衛生用品の処方が可能になることがわかる。

健康志向が高まる昨今、一般向けにさまざまな口腔衛生用品が売られているが、歯科専売品と何が違うのか。歯ブラシや補助清掃用具の毛の材質や特徴とその効果、歯磨剤や洗口剤などの薬効成分と効能などを知っておくことは、処方するうえで不可欠である。次々と販売される新商品もチェックして特徴や効果を確認し、よいものは積極的に取り入れていく柔軟性も必要である。

このように、医療者が口腔衛生用品についての知識をもち、また、患者をよく知ることで、その患者に合った口腔衛生用品を選択でき、特徴を活かして効果的に使用できる。その結果、口腔内の改善だけでなく、患者のプラークコントロールに対する考え方が変わり、自律的健康観が確立される。これらは「歯科医院に必要なプラークコントロール」といえる。

［橋爪由美子、宮下 徹］

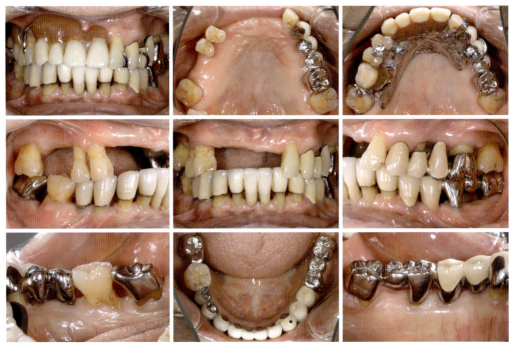

図⓫　初診より28年後の口腔内写真（2017年5月19日、89歳）。BOP 7.5％。プラークの付着や歯肉縁上歯石を認めるが、処方した口腔衛生用品を使用し、コントロールしている。何でもおいしく食べられる口腔内は、患者の自信と励みになっている。健康の大切さを患者から教えられた

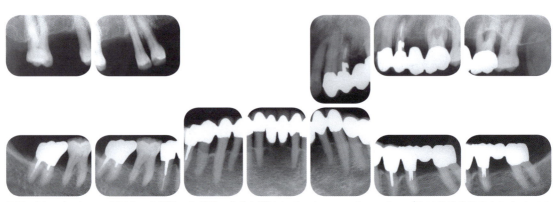

図⓬　同、デンタルX線写真。全顎的に歯槽骨の安定を維持している。PPDは1〜3mm。6̲は根分岐部病変3度でPPDは6mm

初診時	SRP後11ヵ月
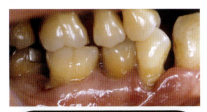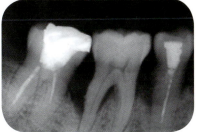	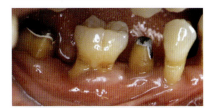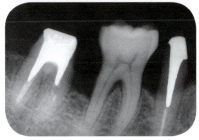
a：1989年	b：1990年

SRP後3年	初診より28年後
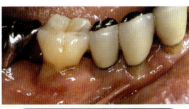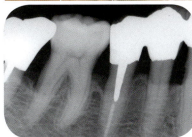	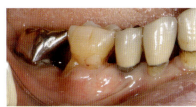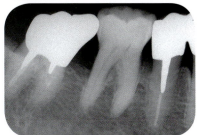
c：1992年	d：2017年

図⓭ a〜d　初診から28年後までの注目部位の比較。全顎非外科処置。6̲ は SRP 後、歯の挺出を伴いながら歯槽骨の改善がみられた。患者による継続的な歯肉縁上のプラークコントロールと、歯科衛生士による確実な歯肉縁下のプラークコントロールができなければ、口腔の健康は得られない

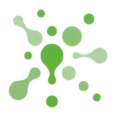

Main Chapter

"人生100年"を見据えたブラッシングの必要性

 新たな難問"根面う蝕"

周知のとおり、近年のDMF指数は劇的に改善した（図1）。しかし、それは20歳代までの若年者の変化であり、40歳代以降には著しい変化はみられない（図2）。なぜだろうか？

半世紀ほど前の多くの日本人は、1日1回、朝起きて洗顔後、硬い歯ブラシでゴシゴシ横磨きし

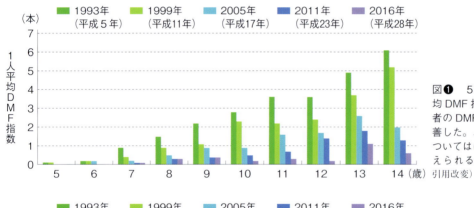

図❶　5～14歳の1人平均DMF指数の変化。若年者のDMF指数は劇的に改善した。エナメル質う蝕についてはほぼ解決したと考えられる（参考文献[1]より引用改変）

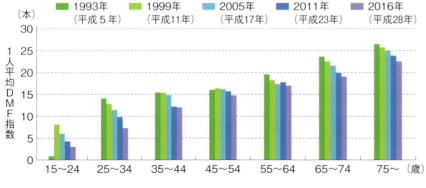

図❷　15歳以上の1人平均DMF指数の変化。40歳代以降のDMF指数には著しい変化はみられない（参考文献[1]より引用改変）

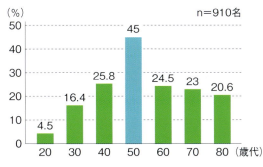

図❸ 年代別の根面う蝕有病者率。40歳代以降、根面う蝕の有病者率が増えてくる（参考文献[2]）より引用改変）

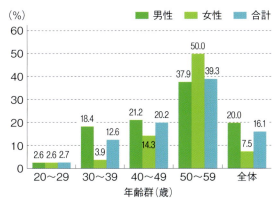

図❹ 男女別の根面う蝕有病者率①。20歳代では根面う蝕の有病者はほとんどいないが、男性は30歳代から、女性は40歳代から根面う蝕の有病者が急激に増加し、女性に比べて男性に多くみられる（参考文献[3]）より引用改変）

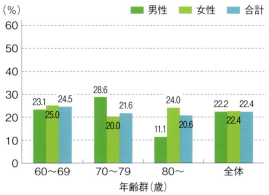

図❺ 男女別の根面う蝕有病者率②。根面う蝕は、60歳以降では年齢群間でのあきらかな差はなかった。これは加齢による残存歯の減少によるものと考えられた（参考文献[4]）より引用改変）

ていたが、徐々に口腔衛生の重要性が認知され、毎食後とともに、就寝前にもブラッシングする習慣が定着してきた。その結果、唇頰側を中心に辺縁歯肉が退縮し、本来であれば歯肉に保護されるはずの歯根が露出して"根面う蝕"を惹起したことが原因と考えられる（図3～5）[2～4]）。つまり、口腔の健康のために行ったブラッシングにより、口腔内環境が破壊されるという皮肉な結果が起き

ているのである。

　日本人の平均寿命は昭和22年（1947年）の国勢調査で初めて男女ともに50歳を超えたが、平成29年の調査では男性81.09歳、女性87.26歳（厚生労働省簡易生命表）となり、"人生90年"、さらには"人生100年"まで視野に入ってきたといっても過言ではない。70年前と現在とでは、男性で30年以上、女性の場合は33年以上も寿命

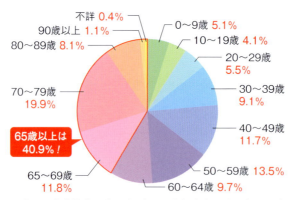

図❻　厚生労働省平成26年（2014年）患者調査の概況。歯科医院を受診する高齢者率は40.9％と高率

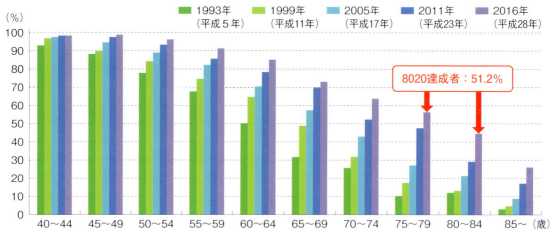

図❼　平成28年歯科疾患実態調査。8020達成者は平成23年の40.2％から半数以上の51.2％にまで増加した（8020達成者は、75歳以上84歳未満の数値から推計）

が長くなったのである。

　したがって、歯科医院を受診する患者の高齢者率は高くなり（図６）、加えて厚生労働省と日本歯科医師会が推進している8020（ハチマルニイマル）運動の達成者は半数を超えるまでになった（図７）。つまり、平均的に日本人は多くの歯を残して90年近く生きるようになったということになる。

　では、このような状況のなか、歯科医師や歯科衛生士は、どのようなブラッシングを指導すべき

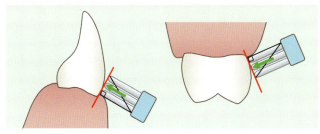

図❽　Right Angle（直角）法。歯面（歯軸ではない）に対して歯ブラシの毛先を直角に当てるブラッシング方法をいう。歯頸部の場合、カントゥアを考慮すると歯ブラシの毛先は歯冠側を向くことになる。歯ブラシの毛先を歯頸部に45°に当てるバス法や毛先を歯軸に直角に当てるスクラビング法で長期間ブラッシングを頻回に行うと、辺縁歯肉を退縮させてしまう。しかし、Right Angle法では歯ブラシの刺激による辺縁歯肉の退縮を極力防ぐことができる

であろうか。

　以下、筆者が所属するスタディーグループ"綾の会"の考えをまとめてみたい。

Point 1　歯ブラシの機械的刺激による辺縁歯肉の退縮を最小限にしたい。そのためには適切な歯ブラシの選択とブラッシング方法が重要となる

　バス法やスクラビング法に代表される辺縁歯肉を刺激するブラッシング方法では、長期間にわたる機械的な刺激によって辺縁歯肉は退縮し、歯根が露出・摩耗することで根面う蝕になりやすくなる。そこでわれわれは、歯面に歯ブラシの毛先を直角に当てる方法をRight Angle（直角）法と名づけ、推奨している。Right Angle法では、歯頸部歯肉への刺激を最小に留め、辺縁歯肉の退縮を極力防ぐことができる（図8）。

Point 2　露出した根面の摩耗予防とう蝕予防が重要となる

　エナメル質の臨界pHは5.5付近[5)]だが、セメント質は6.4、象牙質は6.7前後[6)]といわれ、露出した歯根のセメント質や象牙質はエナメル質よりう蝕になりやすい（図9）。

　さらに、高齢になるほど唾液量が減少し、手の

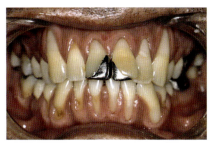

図❾　上下顎前歯部唇側辺縁歯肉は著しく退縮して根面う蝕になり、レジン充填されている歯も多い

自由が失われて、清掃状態が悪くなるといった、う蝕に罹患しやすい条件が増す。露出した根面の摩耗を最小限に食い止めるとともに、プラークコントロールの質も担保するために、軟らかいがコシのある歯ブラシを選択し、研磨剤を含有しない歯磨剤を処方する配慮が必要である。現在市販されている歯磨剤のほとんどがフッ化物を含有している（図10）ことは、露出した根面のう蝕予防に有利（図11）[7)]だが、さらに甘味制限や安定した質の高いプラークコントロールなど、できるかぎりう蝕予防対策を行う必要がある。

　1日のブラッシング回数や1回あたりのブラッシング時間も長くなり、加えて"100年"という

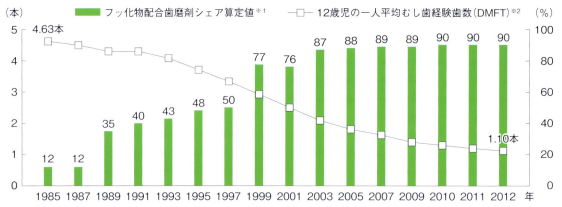

図❿ フッ化物配合歯磨剤シェアと12歳むし歯経験歯数（DMFT）。近年市販されているほとんどの歯磨剤にはフッ化物が配合されている。フッ化物配合歯磨剤のシェアアップに伴い、一人平均むし歯経験歯数は減少の一途を辿り、2012年では1.10本にまで減少してきた

※1　1985～1994年：（公財）ライオン歯科衛生研究所調べ、1995～2012年：ライオン㈱調べ。フッ化物配合歯磨剤については、ライオン㈱定義による
※2　学校保健統計調査報告より

寿命を考慮し、辺縁歯肉の退縮や露出してしまった歯根の摩耗を極力防ぐブラッシング方法を若いうちから習得するよう指導することが需要である。

 口腔衛生用品選択の意味

前項でも述べたように、口腔の健康は全身の健康を左右し、質の高いプラークコントロールは健康な口腔内環境を長期間にわたって維持するために欠かせないものである。適切な口腔衛生用品の選択と使用（図12）は、歯科治療を効果的に進め、予防していく中心的役割を担う（図13～15）。

 「歯ブラシ処方箋」の提案

高齢者の誤嚥性肺炎と口腔内細菌との関係や、糖尿病・心筋梗塞などの全身疾患と歯周病との関

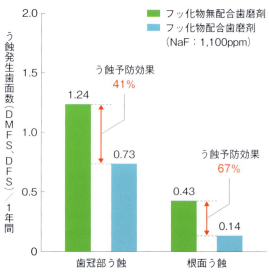

図⓫ 成人におけるフッ化物配合歯磨剤のう蝕予防効果。成人および高齢者の根面う蝕に対するフッ化ナトリウム（NaF）配合歯磨剤の臨床効果を調査した最初の研究。NaF配合歯磨剤の使用によるう蝕抑制率は根面う蝕67％で、歯冠部う蝕41％より高い（参考文献[7]より引用改変）

①辺縁歯肉の退縮を予防する Right Angle 法を指導 ・軟らかくコシのある歯ブラシを選択する ・歯ブラシの毛先で辺縁歯肉を刺激しない ・可能なかぎりクリーピングするように努める	②う蝕にならないよう、露出してしまった根面を強化する ・甘味制限とともに研磨剤を含まない（研磨剤を最小限に抑えた）フッ化物配合歯磨剤を選択する

図⓬　適切な口腔衛生用品の選択・使用法

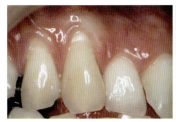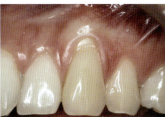

図⓭　初診時（1990年3月15日）。4 3|3 の唇側辺縁歯肉に著しい歯肉退縮が認められた

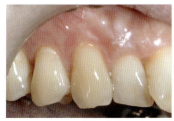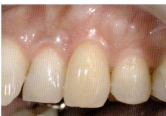

図⓮　27年後（2017年3月21日）。軟らかいがコシのある歯ブラシを処方し、Right Angle 法を継続することで、唇側辺縁歯肉はクリーピングするとともに、根面う蝕に罹患するリスクも減少した

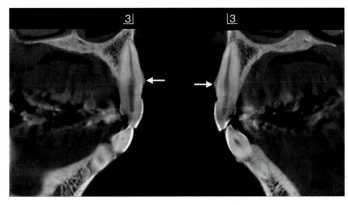

図⓯　同患者の CBCT 画像。上顎犬歯や下顎前歯部など、唇側の歯槽骨が欠損・開窓している場合は、歯肉退縮のリスクが高い

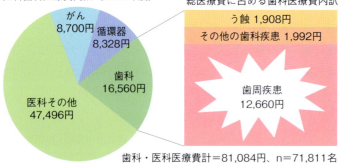

図⑯ 歯周疾患と医療費の関係。歯周疾患の医療費は、すべての診療科目別の医療費で最も多く、約16%を占めていた（参考文献[8]より引用改変）

連があきらかになりつつある現在、万病の元といえる歯周病の治療がさらに重要性を増している。

デンソー健康保険組合は、被保険者（組合員）7万名に対して15年間の歯科・医科の相関分析を行った（歯科・医科医療費の相関分析）。その結果は以下のとおりである。

① 歯周疾患の医療費はすべての診療科目別の医療費では最も多く、約16%を占めていた（図16）
② 歯周疾患を有する人は、ない人に比べて総医療費が17%高く、歯周疾患対策が全身の健康に深いかかわりをもつ（図17）
③ 歯周疾患を有するグループは、ないグループに比べて、50歳以上では糖尿病の併発率が1.5倍高く、60歳代では4人に1人が糖尿病を併発していた（図18）
④ 歯科を中心に口腔ケアを定期的、継続的に推進したグループは、15年後に総医療費が最大23%低減した一方、口腔ケアを推進しなかったグループの総医療費は24%増加した

デンソー健康保険組合では上記の結果を踏まえ、リーマンショック後の財政難から歯科検診をやめた保険者が多いなか、逆に歯科検診を強化し、新しい歯科検診の事業展開を始めた。

医科では、必要に応じて患者の病態に合った薬剤が処方される。歯科医師や歯科衛生士が専門的知識をもとに責任をもって口腔衛生用品を処方する、薬剤の処方と同等の「歯ブラシ処方箋」の必要があると考える（表1）。　　　　　　　［金子 至］

【参考文献】
1）厚生労働省：平成28年度 歯科疾患実態調査．https://www.mhlw.go.jp/toukei/list/dl/62-28-02.pdf
2）眞木吉信，他：成人及び老年者の歯根面う蝕とくさび状欠損の年齢的推移．口腔衛生学会雑誌，46：504-505，1996．
3）杉原直樹，他：成人集団における根面う蝕の有病状況．口腔衛生会誌，41：105-107，1991．
4）大川由一，他：老年者における歯根面う蝕の有病状況．口腔衛生会誌，44：2-8，1994．
5）Ericsson, Y: Enamel-apatite solubility; Investigations into

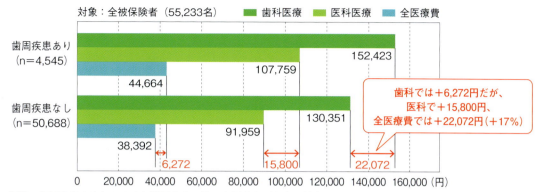

図⓱　歯周疾患の有無による年間医療費の差。歯周疾患が全身の健康に深いかかわりをもつ。歯周疾患を有する人はない人に比べて総医療費が17％高く、歯周疾患対策が総医療費を抑制することがわかった（参考文献[8]より引用改変）

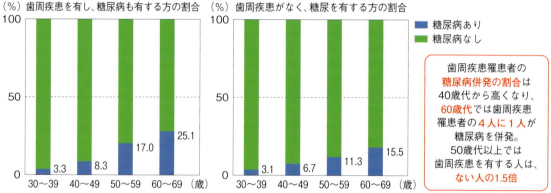

図⓲　歯周疾患を有するグループは、ないグループに比べて、50歳以上では糖尿病の併発率が1.5倍高く、60歳代では4人に1人が糖尿病を併発していた（参考文献[8]より引用改変）

the calcium phosphate equilibrium between enamel and saliva and its relation on dental caries. Acta Odont Scan, 3: 1-139, 1949.
6) Hoppenbrouwers PM, et al.: The mineral solubility of human tooth roots. Arch oral Biol, 32: 319-322, 1987.
7) Jensen ME, Kohout F: The effect of a fluoridated dentifrice on root and coronal caries in an older adult population. JADA, 117: 829-832, 1988.
8) デンソー健康保険組合：データとエビデンスに基づく実証的保健事業．https://www.jshss.org/wp-content/uploads/2013/07/AW005_awardee-1_presentation.pdf

表❶　「歯ブラシ処方箋」で期待される効果

①口腔衛生用品が、歯周病の治療や予防のために重要であることを理解する
②口腔衛生用品の特徴や使用目的・方法を理解することで、患者のモチベーションが向上する
③適切な口腔衛生用品を正しく使用することで歯周病を予防でき、医療費の抑制に繋がる

02 前歯部のプラークコントロール

本項では前歯部のプラークコントロールについて、その解剖学的な特徴を踏まえてどのように指導するかを解説する。

前歯部は、患者が自分のプラークコントロールの成果を確認しやすく、医療者にとっては術前・術後の変化を口腔内写真で記録して比較することが容易なので、経験の浅い歯科衛生士でもブラッシング指導を行いやすい部位である。

まず、患者の歯周疾患の状態と生活習慣の把握、そこから導いた的確な診断を行い、次いで解剖学的知識と使用する口腔衛生用品の取り扱いに関する正確な情報に基づく指導方法を考えて実践し、評価することが重要である。

前歯部のプラークコントロールを阻害する要因には、歯列不正、狭小な付着歯肉、小帯、口唇圧、口呼吸、不適合補綴物・修復物などがある。これらの要因を考慮し、科学的根拠に基づいてブラッシング指導を行わないと、擦過傷や歯肉退縮などを生じて満足な治療結果が得られない。指導による病態の改善が自覚できないと、患者は医療者に不信感を抱き、治療中断あるいは治療期間が長引く原因となることがあるので、注意して指導に当たる。

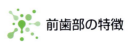
前歯部の特徴

1. 歯の形態的特徴

1）上顎切歯

口蓋部では、斜切痕の存在を見落としてはならない。この部位には線維性付着がない場合があり、歯周炎に罹患しやすいため注意が必要である。

2）下顎切歯

下顎前歯部舌側には歯石が沈着しやすい。顎下腺開口部が舌側にあるため、唾液流量が多く、唾液成分のリン酸カルシウム塩によって歯石が形成されやすいという特徴がある[1,2]。歯の再石灰化のためにう蝕の発生は少ないが、歯石沈着によるプラーク付着を助長させないことが大切である。

歯肉退縮が進んで歯根が露出してくると、下顎側切歯の遠心面には根面溝（縦走溝）が現れる。この部位はプラークが停滞しやすいので、条件によっては歯間ブラシ、ワンタフトブラシなどの補助清掃用具を処方する必要がある。

3）上下顎犬歯

前歯部から臼歯部へと歯列弓の彎曲がかかる場所なので歯ブラシ圧が強くなりやすく、頬側の歯槽骨も薄いため、歯肉退縮のリスクが高くなる（図

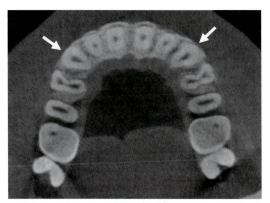

図❶ CT画像。犬歯は歯列弓の彎曲の頂点に存在（矢印）

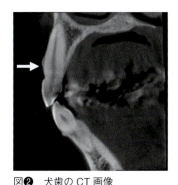

図❷ 犬歯のCT画像

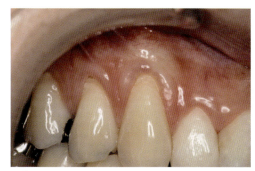

図❸ 同部位写真（長野県開業・金子 至先生のご厚意による）

1〜3）。

2．周囲組織の特徴

1）歯槽骨や歯列弓内での位置関係

前歯部の歯槽骨は唇側で薄く、舌口蓋側で厚い形態をしている（図1、2）。

切歯、犬歯は唇側に傾斜しているため、歯根は中心を外れて唇側に位置している。このため、唇側の骨は薄く、裂開と開窓を生じることがある。

裂開とは、歯根が部分的に露出し、骨によって完全に被覆されていない状態のことである。その距離は歯根の1/2にまで及ぶことがあるといわれている。開窓とは、損傷を受けていない歯槽骨頂より根尖方向にみられ、窓が開いているように歯根が骨によって被覆されていない状態である。歯の位置異常や歯科矯正によって引き起こされることもある。このような部位が歯周炎に罹患すると、

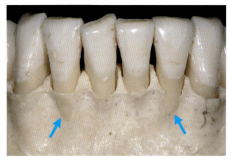

図❹ 2開窓、2裂開（矢印）［長野県開業・宮下 徹先生のご厚意による］

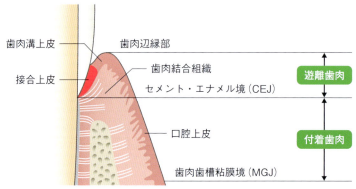

図❺ 遊離歯肉と付着歯肉

一気に唇側の骨が失われることになるので注意が必要である（図4）。

さらに、この部位は歯ブラシによって傷つきやすくて歯肉退縮しやすいので、この点にも注意を要する。また、下顎舌側に骨隆起が存在してブラッシングの妨げになる場合は、歯ブラシの角度に工夫が必要となる。

2）軟組織

歯肉には遊離歯肉と付着歯肉が存在する（図5）。

付着歯肉は、口腔前庭の幅を確保して角化しているため、ブラッシングなどの機械的刺激に耐え、粘膜の動きを抑制する役割を果たしている。付着歯肉がない場合は、歯ブラシなどの刺激に痛みを感じやすく、歯肉退縮しやすい。

口蓋の歯肉はすべて角化していて、厚みがある。

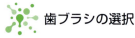 歯ブラシの選択

歯ブラシの選択では"プラークがよく落ちて、歯肉を傷つけない"ことが大切である。

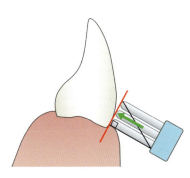

図❻ 前歯部唇側は、軟らかいがコシのあるラウンド毛の歯ブラシで、毛先をやや切縁方向に向け、毛先を軽く歯間に入れて小刻みに振動させるRight Angle法を指導する

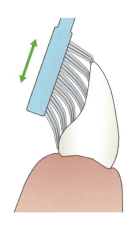

図❼ 前歯部舌・口蓋側は、歯ブラシのつま先を使い、縦方向の小さなストロークで1歯ずつ丁寧に磨くように指導する

1．軟らかいがコシのあるラウンド毛の歯ブラシを選択

とくに歯頸部と隣接面のプラークを落とし、かつ歯肉を傷つけないために軟らかくコシのあるラウンド毛の歯ブラシを選択基準とする。毛がよくしなるので隣接面に届きやすく、プラークの除去効果が高い。

2．歯ブラシの毛先の形状

ラウンド毛：テーパード毛に比べてプラークの除去効果は高く、第一選択である。

テーパード毛：プラークの除去効果は低いが、辺縁歯肉を傷つけにくいため、付着歯肉がないか少ない歯肉、あるいは歯周外科手術後でラウンド毛の歯ブラシが使えない場合に適応となる。

歯肉をクリーピングさせたい場合には、まずテーパード毛の歯ブラシを処方して毛先の方向や圧、ストロークの定着を図り、その後ラウンド毛の歯ブラシへ移行する。

歯ブラシは毛先が拡がっていなくてもコシがなくなるので、約2週間で交換するように指導する。

ブラッシング方法

医療者はチェアーサイドで毛先の方向（歯ブラシを歯面に当てる角度）、圧、ストロークの大きさを確認する。適切なブラッシング法がなされているかは、歯肉の変化から読み取ることができるので、注意深く観察する。

なお、昨今テレビコマーシャルなどでよく見かけるような、歯ブラシの毛先を歯周ポケットに挿入して動かすブラッシング方法によって長期間・頻回のブラッシングを行うと、歯肉を著しく退縮させてしまう可能性が高いため、控えなければならない。

プラークを確実に除去し、歯肉を傷つけないブラッシングを患者自らが考えて工夫・実践できるような指導が必要である。

- 唇側のブラッシング（図6）
- 舌・口蓋側のブラッシング（図7）

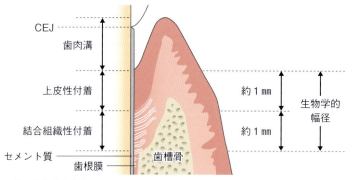

図❽　生物学的幅径。アタッチメントロスが生じた歯周組織の状態。約2mmという生物学的幅径の数値は平均値であり、個人差や歯の部位で差がある[4]

その他の口腔衛生用品

　歯ブラシ1本の可能性を追求して使いこなすことは重要だが、不足な部分にはその他の補助清掃用具（歯間ブラシ、ワンタフトブラシ、デンタルフロスなど）で補足する。用具の選択はなるべくシンプルに必要最小限とすることで、患者は継続的な使用が可能になる。とくにデンタルフロスは、隣接面のプラーク除去において、歯ブラシだけの使用と比べて、併用することで除去効果が有意に向上するので、必需品である。

生物学的幅径・不適合補綴物[3]

　生物学的幅径とは、良好な歯周組織の確立や維持に必要とされる歯肉溝底部から歯槽骨頂部までの歯肉の付着幅である。上皮性付着約1mmと結合組織性付着約1mmの幅から成り立っている（図❽）。ブラッシングだけで歯肉の炎症を改善できない場合は、歯槽骨の削除および整形を行い、生物学的幅径を回復する必要がある（図9〜13）。

　では、前述のポイントを実際の症例に照らし合わせ（図14、15）、治療するうえで配慮した点を以下に記す。

1．審美面

　前歯部は歯周組織の変化がわかりやすくて指導しやすい反面、患者が最も気になる場所でもあるので、審美面に十分配慮した。

　軟らかいがコシのあるラウンド毛の歯ブラシを処方し、歯肉の炎症を改善するとともに歯間乳頭や辺縁歯肉の退縮を最小限に予防した。歯間乳頭の形態を維持するために歯間ブラシは使用せず、デンタルフロスを用いて隣接面のプラークコントロールを行うように指導した。

2．歯列不正

　本症例のように歯列不正がある場合は、歯根が近接していることが多く、付着歯肉の幅や歯肉の

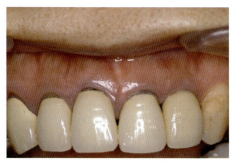

図❾ 初診時37歳、女性の口腔内写真。プラークの付着や二次う蝕、不適合補綴物、そして生物学的幅径が不足していた（図9～13は長野県開業・金子 至先生のご厚意による）

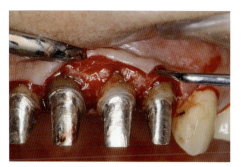

図❿ 歯冠伸長術。歯槽骨整形前

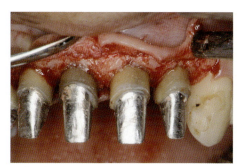

図⓫ 歯冠伸長術。歯槽骨整形後

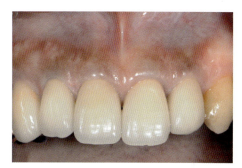

図⓬ 術後15年経過

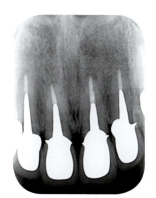

図⓭ 補綴物装着後のデンタルX線写真

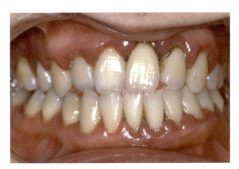

図⓮ 初診時31歳、女性の口腔内写真。前歯部の深いところでPPD 5㎜、1〜3に水平性骨吸収を認めた

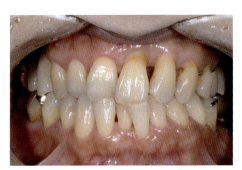

図⓯ 初診から18年後、良好に経過している。1〜3は歯根が露出してきたため、フッ化物配合の歯磨剤を処方して根面う蝕の予防に努めている

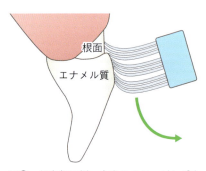

図⓰ 前歯部唇側。歯肉のクリーピングを目的にした初期のブラッシング。プラークの除去効率は低いが、軟らかいテーパード毛の歯ブラシを用いて辺縁歯肉に触れないように毛先をローリングして、歯面のみブラッシングする

厚みにばらつきがあるため、画一的な歯ブラシの使い方では十分な清掃が期待できない。したがって、歯ブラシだけでは届かない部位は、デンタルフロスや他の補助清掃用具を使用した。

口腔内写真や鏡、あるいは模型で歯の並びや歯肉の形を理解してもらい、歯ブラシのつま先やかとで歯間部と歯頸部を一面ずつ磨くように指導した。歯ブラシの当て方が定着するまで、患者に繰り返し指導することが大切である。

3．歯肉退縮

歯肉退縮のおもな原因は、誤った方法によるブラッシングである。辺縁歯肉を突かないことを最

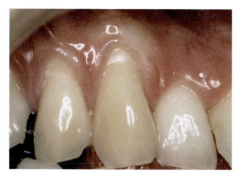

図❶ 初診時。4 3が歯肉退縮している（図17、18は長野県開業・金子 至先生のご厚意による）

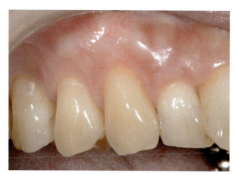

23年後

図❶ 初診から23年後。CEJ付近まで歯肉がクリーピングしている

大の目標として、軟らかいテーパード毛の歯ブラシを処方して辺縁歯肉に触れないように指導した。プラークの除去効果は低いが、毛先をローリングして歯面のみブラッシングするこの方法を継続することで、歯肉のクリーピングを期待した（図16）。

歯肉にクリーピングの傾向が認められた後は、軟らかいがコシのあるラウンド毛の歯ブラシに替えてRight Angle法を指導した。つまり、歯ブラシの毛先をやや切縁方向に向け、つま先とかかとを使って弱い力で横に細かく動かし、1本ずつ丁寧に磨くように指導した。辺縁歯肉を刺激しないようにRight Angle法でのブラッシングを継続していくとさらにクリーピングし、自然な辺縁歯肉の形態に改善してきた（図17、18）。

［汲田 剛、小林加奈、稲原有妙子］

【参考文献】
1）Michael Edgar, Colin Dawes, Denis O'Mullane, 渡部 茂(監訳)：唾液 歯と口腔の健康 原著第4版. 医歯薬出版, 東京, 2014.
2）小川郁子, 北川雅恵：唾液のチカラ QA. デンタルダイヤモンド社, 東京, 2017.
3）金子 至, 下野正基（編著）：歯肉を読み解く 臨床×病理の眼から歯肉の"なぜ"にこたえます！. デンタルハイジーン別冊, 2014.
4）Vacek JS, et al.: The dimensions of the human dentogingival junction. Int J Periodont Rest Dent, 2: 115, 1994.
5）下野正基（著）：やさしい治癒のしくみとはたらき. 医歯薬出版, 東京, 2013.
6）日本歯周病学会（編）：歯周病学用語集 第2版. 医歯薬出版, 東京, 2013.

03 臼歯部のプラークコントロール

　いつまでも自分の歯で噛んでおいしく食べられることは、患者にとって生きる喜びとなり、健康への自信にも繋がる。噛むためには臼歯の咬合が重要であり、臼歯を守るには解剖学的形態と歯周組織の特徴を知らなければならない。

 臼歯部のプラークコントロール

　患者の情報に基づき選択基準（Prologue 02 参照）を参考にして、一人ひとりに合った口腔衛生用品を処方する。ブラッシング法については、基本的に Right Angle 法を指導する。口腔衛生用品やブラッシング法は、患者の主観的情報と客観的情報をよく解釈・分析したうえで、適した対応を心がける。

 臼歯部隣接面のプラークコントロール

　健康な歯周組織であれば、臼歯部隣接面のプラークコントロールは歯ブラシ1本か、デンタルフロスで行う。しかし、歯槽骨吸収から下部鼓形空隙が大きくなると、口腔衛生用品の選択が難しい。前述の選択基準を参考に、患者に合ったものを処方するが、重要なのは歯肉を下げないことである。
　鼓形空隙が大きくなるにつれて、歯間ブラシが選択肢に挙がってくるが、デンタルフロスは鼓形空隙のサイズに関係なく使用でき、さらにコンタクトポイントのプラークコントロールもできる。患者のテクニックに問題がなければ、第一選択肢としてデンタルフロスを勧めたい。また、医療者が使用する部位を指定して歯間ブラシを処方しても、「歯間で入るところには全部歯間ブラシを入れる」という傾向が多くの患者にみられる。歯間ブラシを処方した際は、歯間乳頭をつぶす悪影響もあるので、使用状況を細かくチェックする必要がある。

 臼歯の特徴

　図1a、bに、臼歯の特徴とプラークコントロールの注意点を示す。臼歯の形態は複雑なので、歯冠や歯根の形態をよく理解してから歯肉縁上・縁下のプラークコントロールを行うことが必要となる。
　まず、上顎第1小臼歯近心面の陥凹部と大臼歯の根分岐部病変のプラークコントロールから示す。

 小臼歯の特徴に対応したプラークコントロール（症例1）

　患者は初診時40歳の女性で、|3 4の間には大きな鼓形空隙を認めた（図2）。当初はラウンド

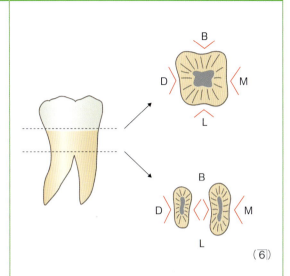

上顎大臼歯	下顎大臼歯
上顎第1大臼歯 ・3根を有する ・歯根の歯頸側1/3で分かれ、根尖に向かって歯根の離開度が増す ・舌側根の歯根中央に縦溝がみられる ・根分岐部に面した歯根面には陥凹部があることが多く、清掃が困難 **上顎第2大臼歯** ・上顎第1大臼歯と比べて近遠心頬側根では歯根同士が平行で、歯根の離開度が小さく、癒合する傾向が強い ・エナメル滴などが発現することがある。その場合、上皮性付着が弱くなり、付着が破壊されやすくなるので歯周ポケットの形成が早く、根分岐部病変の進行を助長する	**下顎第1大臼歯** ・ルートトランクの長さに注意する必要がある **ルートトランクが長い歯**：根分岐部病変を起こしにくいとされているが、歯周病が進行して根分岐部が露出してしまうと保存不可能 **ルートトランクが短い歯**：清掃性が悪く、根分岐部病変を発症しやすい **下顎第2大臼歯** ・下顎第1大臼歯と比べて歯根の離開度が小さく、根分岐部も根尖近くにあり、歯根が癒合している場合がある ・近遠心根の癒合化は頬側より観察すると単根であるが、舌側から観察すると深い縦溝で隔てられた2根に分かれる ・エナメル突起の好発部位。存在すると歯肉との付着が弱く、根分岐部病変を発症しやすい

図❶a　大臼歯の特徴

上顎小臼歯	下顎小臼歯
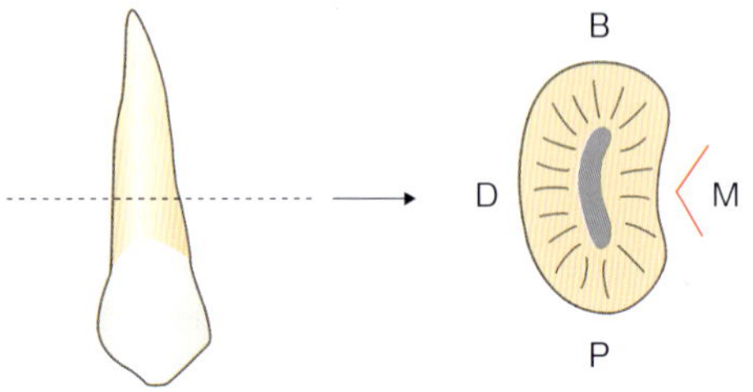 (4)	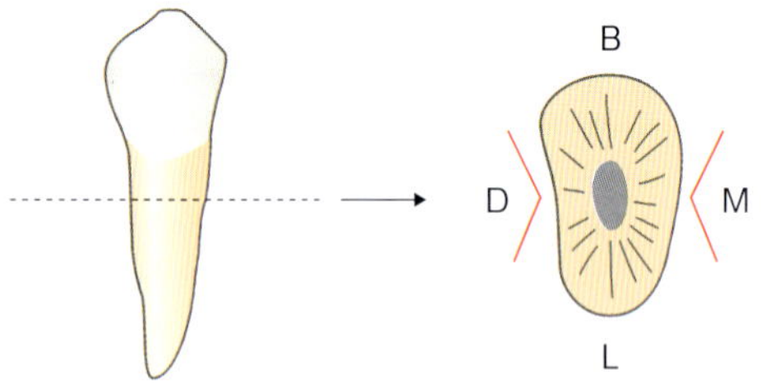 (4)
上顎第1小臼歯 ・近心面によくみられる根面凹窩にはプラークが沈着しやすく、炎症を起こしやすい ・根分岐部病変を発症することがある ・根面溝はそれぞれ形態が異なるため、その形態に合ったプラークコントロールが必要 **上顎第2小臼歯** ・単根である場合が多いため、根分岐部は通常、観察されない ・歯根の近遠心面には根面隆起や根面溝が存在する場合がある。根面溝は一般的に浅い	・単根である場合が多いため、根分岐部は通常、観察されない ・歯根の近心面は平坦で、根面溝は不明瞭である。遠心面は豊隆し、根面溝（遠心根面溝）がみられる

図❶b　小臼歯の特徴

毛で軟らかめの歯ブラシを処方したが、4̲近心面には陥凹があり、その部分に常時プラークの沈着がみられた。同部には歯間ブラシやデンタルフロスが届かないため、ワンタフトブラシを処方したが、定着しなかった。そこで、スーパーテーパード毛の歯ブラシを処方し（**図3**）、全顎的にできるかぎり歯ブラシ1本で磨けるように指導した。患者は現在55歳になり、今後のライフステージを考慮しても、歯ブラシ1本で磨けるのは有意である（**図4**）。

症例1

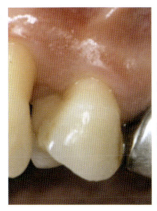

図❷ 初診時（2002年11月6日）。40歳、女性。|4近心面にある歯根の陥凹部。ちょうど歯列弓が彎曲しており、唇舌側的に幅のある|3の遠心側に位置するためにプラークが沈着しやすく、歯ブラシの毛先も歯間ブラシも届きにくい。そのため、う蝕と歯周炎の好発部位である

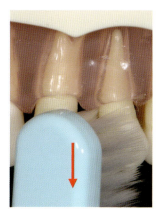

図❸ 歯ブラシの当て方。スーパーテーパード毛（DENT.EX systema genki f：ライオン歯科材）の歯ブラシを使用し、毛の先端を陥凹部に当て、下方向へ掃くように動かす

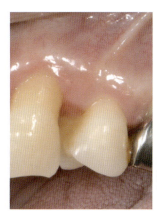

図❹ 患者の理解と努力、適切な口腔衛生用品の処方により、プラークコントロールは安定している

大臼歯の特徴に対応したプラークコントロール（症例2〜4）

1．下顎大臼歯根分岐部病変Ⅱ度のプラークコントロール（症例2）

患者は初診時40歳の女性（図5）で、|6は根分岐部病変Ⅱ度と診断され、患者による歯肉縁上のプラークコントロールと、歯科衛生士による歯肉縁下のプラークコントロール（SRP）を行った。メインテナンス移行時（図6）、歯周組織は安定し、根分岐部の歯肉溝上皮は上皮性付着しており、プローブが入らない状態だった。20年後（図7）も、根分岐部の歯周組織は安定している。

これらのことから、根分岐部を被覆している上皮を保存し、適切にプラークコントロールする（図8）ことで、根分岐部病変Ⅰ〜Ⅱ度の安定を図ることができる。

症例2

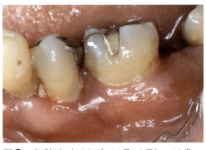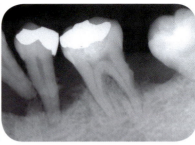

図❺ 初診時（1997年11月18日）。40歳、女性。PPD 4〜8㎜。6根分岐部病変Ⅱ度。多量の歯肉縁下歯石の沈着と根分岐部に透過像を認めた

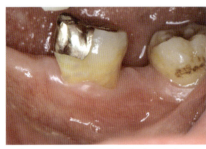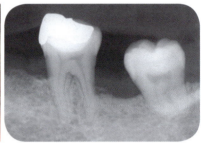

図❻ メインテナンス移行時（1999年11月1日）。PPD 1〜3㎜。根分岐部を被覆している歯肉を退縮させないことが重要

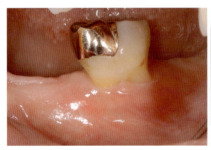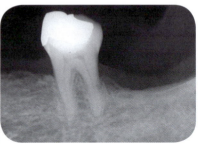

図❼ 初診より20年後（2017年5月10日）。PPD 1〜2㎜。根分岐部にはプローブが入らず、安定している

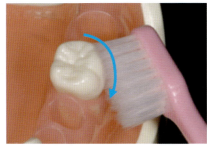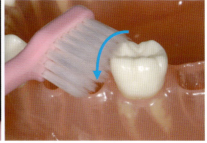

図❽ 歯ブラシの当て方。スーパーテーパード毛の歯ブラシ（DENT.EX systema genki j：ライオン歯科材）を使用し、歯面に直角に当て、隅角部を掃くように動かすと、プラークが掃き出されてくる

2．下顎大臼歯根分岐部病変Ⅲ度への対応（症例3）

　患者は初診時39歳の女性で、6⏋7ともにⅢ度の根分岐部病変が認められた（図9）。

　6⏋は遠心根が2根に分岐し、保存してもこの部位のプラークコントロールは不可能であるため、遠心根のヘミセクションを行った。7⏋は清掃性を考え、ルートセパレーション後にMTMを行い、プラークコントロールしやすい形態とした（図10）。

　軟らかくコシのあるラウンド毛の歯ブラシを処方し、歯ブラシの毛先を歯面に対して直角に当て（Right Angle法）、弱い力で横に細かく動かすように指導した。

　下顎大臼歯の根分岐部病変Ⅲ度への対応として、清掃性を考慮してヘミセクションやルートセパレーションを行い、プラークコントロールしやすい補綴形態とすることは有効と考えられる（図11）。

3．上顎大臼歯根分岐部病変Ⅲ度への対応（症例4）

　患者は初診時39歳の女性で、⏌6にⅢ度の根分岐部病変が認められた（図12）。

　根分岐部はすべてスルーアンドスルーでプラークコントロール不可能と診断し、MB根をトライセクションした（図13～15）。

　上顎大臼歯の根分岐部病変Ⅲ度への対応として、トライセクションは有効であるが、補綴形態と咬合状態を考慮して、残存する歯根の診断を行うことが重要である。

臼歯部歯周組織の特徴

　プラークコントロールにかかわる臼歯部歯周組織の特徴を**表1**に示す。

　付着歯肉の幅が薄く、小帯が高位に位置していると、粘膜の動きによって小帯が引っ張られ、歯周ポケットが形成されやすくなる。ブラッシング

症例3

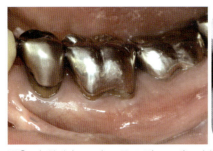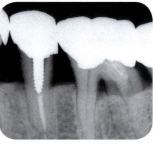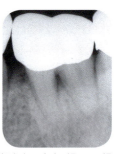

図❾　初診時（1998年4月28日）。39歳、女性。6̱7̱はPPD 5〜6㎜。根分岐部病変Ⅲ度（M根、DB根、DL根）。清掃性を考慮して6̱遠心根をヘミセクションすることとした

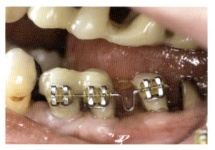

図❿　6̱D根をヘミセクション、清掃性を考慮して7̱のM根とD根をルートセパレーションし、MTMを行った（1999年6月16日）

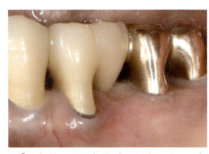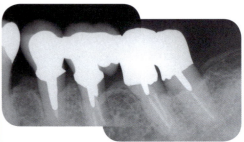

図⓫　初診より18年後（2016年5月26日）。プラークコントロールは良好で、歯槽骨の安定もみられる

症例4

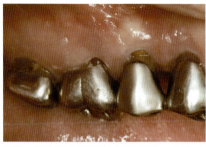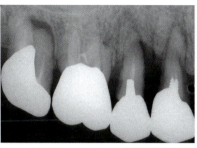

図⓬　初診時（1998年4月28日）。39歳、女性。6|は PPD 5〜6㎜、根分岐部病変Ⅲ度（MB根、DB根、P根）

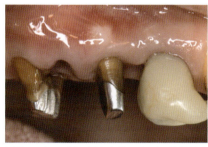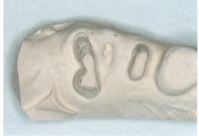

図⓭　6|MB根は保存を試みたが、清掃性を考慮してトライセクションした。DB根とP根の間はスルーアンドスルーであった

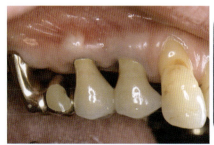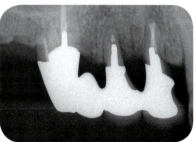

図⓮　1999年6月3日。5 4|の自然挺出により、骨レベルを整えた。清掃しやすい形態を考慮して補綴を行った

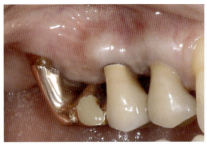
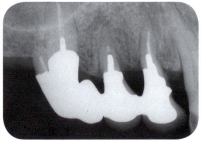

図⓯ 初診より18年後(2016年10月11日)。プラークコントロールは良好で、歯槽骨の安定もみられる。軟らかいがコシのあるラウンド毛の歯ブラシを処方している。6̲近遠心ファーケーション凹部はワンタフトブラシを使用している

表❶ プラークコントロールにかかわる臼歯部の歯周組織の特徴

付着歯肉	歯や歯槽骨に付着している角化歯肉のこと。細菌や機械的刺激、粘膜の動きをシャットアウトする役割がある。この役割によりプラークコントロールしやすい環境になる
付着歯肉の幅・厚み	付着歯肉の幅や厚みがないとブラッシング時の痛みで清掃困難となる。また、歯槽粘膜の可動により細菌感染を起こす
小帯の位置異常	小帯の高位付着は付着歯肉の欠如を意味する
口腔前庭の確保	口腔前庭が確保されていることで、食片や唾液の流れに影響されるだけではなく、ブラッシングしやすくなり、清掃性の向上にも繋がる

時には痛みも伴うため、プラークコントロールが甘くなり、歯頸部う蝕に罹患したと思われる(図16)。この場合、積極的に歯周形成術を行うことで環境は改善され、良好な口腔内環境が保たれる(図17)。

長期にわたり口腔内の状態を良好に維持・管理するために大切なこと

①患者の歯冠形態や歯根形態、歯周組織の特徴を把握し、プラークコントロールしやすい環境を作る
②患者の特徴を把握し、より簡単に、よりきれいにプラークコントロールできる口腔衛生用品を処方する
③処方した口腔衛生用品を継続的に使用し、適切なプラークコントロールを行うように促す
④生活習慣や食習慣を整える

症例5

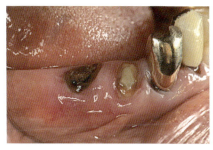

図⓰ 初診時。付着歯肉の幅が薄く、小帯も高位に位置している。プラークコントロール困難な状態である

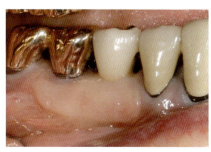

図⓱ メインテナンス時（初診より21年後）。歯周形成術（遊離歯肉移植術、小帯切除術）を行った結果、十分な付着歯肉の幅が獲得されてプラークコントロールしやすい状態となっている。軟らかくコシのあるラウンド毛の歯ブラシと歯間ブラシを処方している

⑤継続的にメインテナンスを行う

　以上のことに加えて、ライフステージに応じて個々に合った口腔衛生用品を選択し、処方していくことが大切である。

［宮下　徹、市川美由紀、橋爪由美子、坂間由希子］

【参考文献】
1）沼部幸博，鴨井久一（編著）：（新）歯周病をなおそう．砂書房，東京，2008．
2）山本浩正：ペリオのためのバイオロジー．クインテッセンス出版，東京，2002．
3）鷹岡竜一，牧野　明（編著）：根分岐部病変．医歯薬出版，東京，2015．
4）金子　至，吉田直美（編著）：臨床の見直し、できますか？．歯科衛生士，8(41)：24-40，2017．

04 歯周外科手術後のプラークコントロール

　歯周基本治療のみでは歯周炎を改善することが困難な場合や、付着歯肉の獲得、口腔前庭の拡張など、歯周環境をよりよい状態に改善する必要がある場合には、歯周外科手術を行う。その術直後から創傷治癒が始まり、歯肉の状態はダイナミックに変化する。そのため、創傷治癒の状態に合わせてブラッシングを開始するタイミングや使用する歯ブラシの選択、ブラッシング方法について適切に判断・指導する必要がある。

創傷治癒の状態に合わせたプラークコントロール

　創傷治癒とは、生体に生じた組織損傷が修復される過程である。歯肉上皮が治癒していくプロセスを組織学的に観察すると、①増殖・遊走、②遊走・接着、③重層・角化、④歯肉上皮の再生の順に進む（図1）。

　また、創傷治癒は1次治癒（完全治癒）と2次治癒（不完全治癒）に分類され、歯肉剥離掻爬術や遊離歯肉移植術などの歯周外科手術は、多くの場合で2次治癒に該当する。

　歯周外科手術後のブラッシング開始時期は、歯肉上皮が重層して厚みを増すことで、機械的刺激に対して容易に出血しない機構が確立されたタイミングが適切である。しかし、実際の臨床では、歯周外科手術後に歯周組織が創傷治癒のどの段階にあるのか、組織・病理学的に確認することはできないため、創傷治癒の組織変化の進み方をイメージしながら歯肉の形態や性状を診る目を養い、ブラッシング開始のタイミングを判断しなければならない。

歯周外科手術後のプラークコントロール

　歯周外科手術後のプラークコントロールをどのように行っているかを具体的に示す。

　術後、まず創面の血液が凝固し、創傷治癒が開始される。上皮の断端の細胞は、分裂・増殖し、血餅を足場として歯面に向かって遊走を始める。術直後は患部に歯ブラシを当てることはできないため、当院ではセチルピリジニウム塩化物水和物（CPC）配合の含嗽剤（Systema SP-T メディカルガーグル：ライオン歯科材、図2）で毎食後と寝る前の洗口を指示する。また、手術翌日には、患部の痛みや腫れ、知覚麻痺が生じていないか、服薬が指示どおりに行われているかなどを確認し、患歯周囲のプラークを清拭し、おおむね1週間後に抜糸を行う。

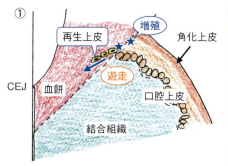

①増殖・遊走（0〜7日）
外科的侵襲（歯肉切除）によって上皮断端部の細胞が分裂・増殖し、その細胞は血餅を足場として歯面（CEJ）に向かって遊走する

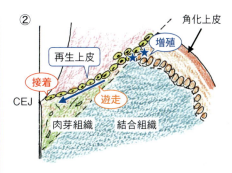

②遊走・接着（3〜14日）
上皮断端部では細胞が増殖するので、次から次へと細胞が押し出されるように供給される。供給された細胞は遊走し、その先端細胞はCEJと接着する。上皮の下では肉芽組織も新生される

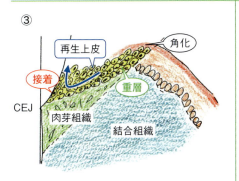

③重層・角化（7〜28日）
CEJと接着した上皮細胞は重層し、歯面と接着した付着上皮細胞は内側基底板を形成する。歯と離れた部位は再生上皮が角化上皮となって表面に角質（ケラチン）を形成する

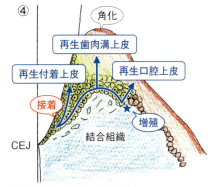

④歯肉上皮の再生（28日〜）
エナメル質と接着した再生上皮は再生付着上皮に、角化した上皮は再生口腔上皮に、両者の間の上皮は再生歯肉溝上皮になる

図❶ 歯肉上皮の再生プロセス（東京歯科大学名誉教授・下野正基先生のご厚意による）

　その後は、1週間ごとに手術部位の消毒と創傷治癒の程度の確認を行う。歯肉の炎症は、プラークが歯面に付着して7日目には惹起するといわれているため、患歯周囲のプラーク除去も丁寧に行うようにしている（図3）。

　上皮が角化し始め、歯肉の赤みが消えてきたら、スーパーテーパード毛の歯ブラシ（ルシェロOP-10：ジーシー、以下、OP-10；図4）を処

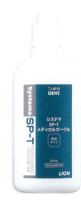

図❷ Systema SP-T メディカルガーグル（ライオン歯科材）。殺菌効果に優れたセチルピリジニウム塩化物水和物（CPC）配合の含嗽剤であり、抗炎症成分であるグリチルリチン酸二カリウム（GK2）も配合されている。当院では、術後は毎日食後と寝る前に洗口するように指示している

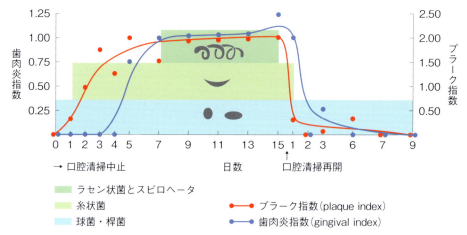

図❸ Löeらの研究。実験的歯肉炎におけるプラーク指数および歯肉炎指数の変化と、構成細菌の変化を示したもの。プラークが付着し、7日目までに歯肉炎が引き起こされ、プラークが除去されれば歯肉炎はすみやかに消退している。術後、ブラッシングが行えない間は、1週間以内の来院を指示し、プラークの除去と洗浄を行う

方し、歯肉に当てないようにして歯冠部のみのブラッシングを開始する。毛先が歯肉に当たって創面を傷つけると治癒の障害となるため、患者の自己判断ではなく、担当医が歯肉の治癒状態をよく観察して、ブラッシング開始の最適なタイミングを患者に指示するようにしている。スーパーテーパード毛の歯ブラシではプラークの除去が不十分なので、歯肉が十分に治癒するまでは洗口も継続してもらう。

術後3週ごろから歯肉上皮の重層・角化はかな

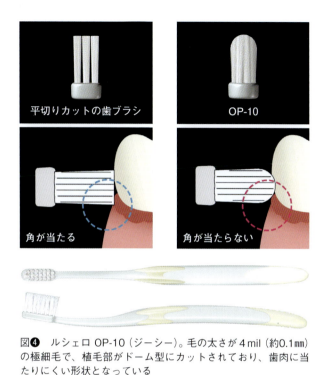

図❹　ルシェロ OP-10（ジーシー）。毛の太さが4mil（約0.1㎜）の極細毛で、植毛部がドーム型にカットされており、歯肉に当たりにくい形状となっている

り進み、歯肉は正常に近づく。手術の術式にもよるが、術後4〜6週に手術部位の部分的再評価検査を行い、歯肉が十分に角化した状態であれば通常の歯ブラシを使用するように指示し、洗口を終了する。

日々の臨床でよく行われる歯周外科手術として、Modified Widman Flap（MWF）と Apically Positioned Flap（APF）が挙げられる。部分層弁を根尖側方向に移動させて骨膜縫合を行う APF は、上皮細胞の遊走距離が長くなって治癒期間が延びるため、ブラッシングの開始時期は MWF と比較して遅くなる（図5、6）。

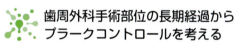 歯周外科手術部位の長期経過からプラークコントロールを考える

歯周外科手術を行った歯は、術前に比べて根面が露出することが多く、根面う蝕のリスクが高まる。そのため、毛先を歯面に直角に当て、辺縁歯肉に毛先を押しつけない Right Angle 法によるブラッシング指導を行い、歯肉退縮しないように注意する。

術後、歯間乳頭は陥没するが、歯肉が成熟して安定すると、生理的な形態に回復してくる。歯肉

図❺　MWFの術後経過。術後1日目に創部の確認と洗浄を行い、1週間後に抜糸を行う。この期間は洗口のみを行うように指導する。術後18日目には上皮の角化がみられるが、歯肉の形態はまだ十分ではなく、歯肉縁の内側では上皮細胞の重層が進んでいる状態と考える。OP-10で歯冠部の清掃のみ行い、洗口を継続してもらう。術後23日目になると、歯肉の形態はかなり整い、上皮細胞が十分に重層している状態と考えられる。このタイミングで、通常の歯ブラシによる歯頸部も含めたプラークコントロールを始め、洗口は終了する。MWFの場合、術後3〜4週ごろより通常のブラッシングを開始できる状態となる

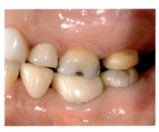
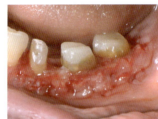
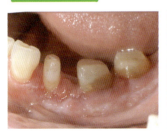
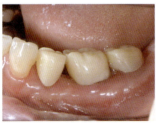

図❻　APFの術後経過。上皮細胞の遊走距離がMWFよりも長くなるため、治癒期間も延びる。術後14日目の歯肉は、上皮の角化が十分ではないため、洗口の継続を指示。術後28日目では歯肉が十分に角化しており、通常の歯ブラシを使用して問題ない状態にまで回復している。APFの場合、OP-10での歯冠部のみの清掃が術後3週、通常の歯ブラシを用いたブラッシングが術後4〜5週と、MWFよりも1週間ほどブラッシングの開始時期が遅くなることが多い

手術時	術後2週	術後12年6ヵ月
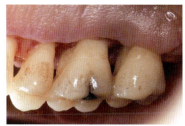		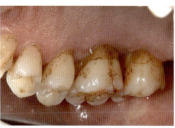

図❼　歯周外科手術後の歯肉の経過。術後2週には歯間部歯肉は深いコルの状態であったが、長期にわたる適切なプラークコントロールによって生理的な形態に回復し、術後12年6ヵ月も安定した状態を保っている

が陥没して大きく開いた下部鼓形空隙に無理やり歯間ブラシを通して歯間乳頭を潰さないよう、歯肉の回復を阻害しないことが必要である（図7）。これは、長期にわたってメインテナンスしていくうえで重要なポイントである。

　プラークコントロールの状態が悪いと、歯周外科手術後の良好な予後は期待できない。歯周基本治療の期間で、患者の治療への理解度・協力度、また生活背景などの多くの情報を収集し、患者との信頼関係を構築しながらプラークコントロールのレベルを引き上げることが何よりも重要となる。

　患者の肉体的・心理的負担が大きい歯周外科手術を期待どおりの結果に導くために、術後の歯肉の反応を見極めて、細やかなプラークコントロールを指導することが必要と考える。

［福田修二、金子 至、金子 智、長田芳野］

【参考文献】
1) 下野正基：新編 治癒の病理．医歯薬出版，東京，2011．
2) 金子 至，下野正基（編著）：歯肉を読み解く 臨床×病理の眼から歯肉の"なぜ"にこたえます！．デンタルハイジーン別冊，2014．
3) Löe H, Theilade E, Jensen SE: Experimental gingivitis in man. J Periodontol, 36: 177-178, 1965.
4) Theilade E, Wright WH, Jensen SB, Löe H: Experimental gingivitis in man. Ⅱ. A longitudinal clinical and bacteriological investigation. J Periodontal Res, 1: 1-13, 1966.

05 ブリッジのプラークコントロール

　欠損補綴であるブリッジは、う蝕や歯周病のリスクファクターの1つであるといえる。患者とともに口腔の健康を管理するためには、ブリッジについての知識と、アドバンス的なプラークコントロールテクニックが必要となる。

　図1は、初診で来院した患者（59歳、女性）の口腔内である。定期的な歯科受診がなく、患者の口腔管理および知識不足、さらに不適合なブリッジの装着によって口腔衛生状態は悪く、歯周組織に強い炎症を認めた。

　ブリッジのプラークコントロールは、加齢による手指などの運動機能の低下や唾液分泌量の変化、モチベーションの低下などによって困難になる。健康な口腔を獲得・維持するために、医療者は患者のライフステージを考慮し、プラークコントロールしやすい予防的で機能的な補綴修復物の設計が必要である。

　本項では、ブリッジの種類とポンティック基底面形態の特徴と自浄性、清掃性の関係を解説し、症例を提示する。

ブリッジやポンティック基底面形態の特徴と自浄性、清掃性の関係

　ブリッジの種類、ポンティック基底面形態の特徴と自浄性、清掃性の関係を、図2、3に示す。これは、ブリッジをどのようにメインテナンスしていくかにかかわる。

　ブリッジの基本的構成要素は、欠損部のポンティックとその両端の連結される支台装置の3つの部分からなる。まず、ブリッジ支台装置の種類を述べ、ポンティックの形態と特徴を解説する。

ブリッジのプラークコントロールの実際

1. 離底型ポンティックからリッジラップ型ポンティックに改善（症例1）

　患者は46歳の女性。初診時、⌊1〜3には離底

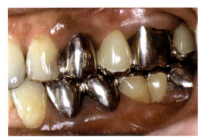

図❶　初診時59歳、女性。不適合なブリッジの装着と患者の口腔管理および知識不足などによって、歯周組織に強い炎症を認めた。われわれはこのような臼歯部を守らなければならない

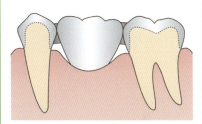
固定性ブリッジ
- ブリッジのなかで最も一般的に用いられる形式
- 支台歯にセメントなどの合着材を用いて固着

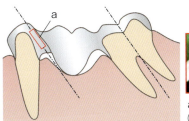
半固定性ブリッジ
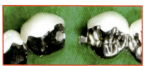
a：機械的嵌合による連結装置（キーアンドキーウェイ）
- 支台歯とポンティックの連結部の一部が、既製もしくは自家製の連結装置によって機械的嵌合で連結されている
- 両方の支台歯はセメントで合着されているので取り外しできない

可撤性ブリッジ

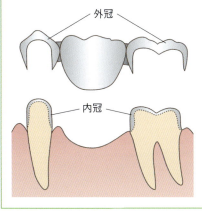
術者可撤性ブリッジ
外冠／内冠
- 支台歯に内冠をセメント合着し、その上に外冠を被せる
- 内冠と外冠の間は仮着材などで固定されているため、患者には外すことができない。術者だけがリムーバーなどによって外せるため、「術者可撤性ブリッジ」などとも呼ばれている

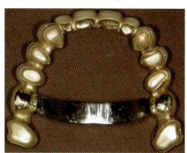
患者可撤性ブリッジ コーヌステレスコープブリッジ
- 構造によっては部分床義歯との区別が困難なものもある。ブリッジの場合は、完全な歯牙負担であることが特徴

図❷　支台装置の種類

型ポンティックのブリッジが装着されており、|2 口蓋側のポンティック基底部には多量のプラーク付着を認めた。この部位は歯ブラシ1本でのプラークコントロールが困難だったため、ワンタフトブラシを処方した（図4）。

|1〜3は生物学的幅径（biologic width）が不足していたため（図5）、歯周外科手術を行って歯周環境を整えたのちに、最終補綴物を装着した（図

鞍状型ポンティック

適応：可撤性ブリッジ

- 半自浄型
- 自浄性・清掃性は悪い
- 審美性や装着感は優れる

古くから用いられている形態。歯槽堤を頬舌的に跨ぐようにし、欠損部の天然歯の歯冠形態をそのまま再現したもの

偏側型ポンティック

適応：上顎前歯・上顎臼歯

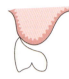

- 半自浄型
- 自浄性・清掃性は比較的よい
- 審美性は優れる
- 装着感はやや劣る

ポンティック基底面のうち、唇側または頬側の歯頸部のみが歯槽堤粘膜と線状に接触し、舌側に向かうに従って徐々に粘膜から離れていく形態

リッジラップ型ポンティック

適応：上顎前歯・上顎臼歯

- 半自浄型
- 自浄性・清掃性はやや劣る
- 審美性や装着感は優れる

ポンティック基底面が唇側あるいは頬側の歯頸部から舌側に向かって歯槽頂部を超える範囲まで粘膜と接触する形態

船底型ポンティック

適応：下顎前歯・下顎臼歯

- 半自浄型
- 自浄性・清掃性は比較的よい
- 審美性や装着感は比較的よい

ポンティックの基底面が船底型あるいは楕円形で、歯槽頂部のみで点状または近遠心的に線状に粘膜と接触するような形態

離底型ポンティック

適応：下顎臼歯

- 完全自浄型
- 自浄性・清掃性は優れる
- 審美性や装着感は劣る

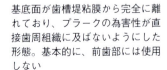

基底面が歯槽堤粘膜から完全に離れており、プラークの為害性が直接歯周組織に及ばないようにした形態。基本的に、前歯部には使用しない

図❸　ポンティックの形態と特徴

オベイド型ポンティック

適応：上下顎前歯・小臼歯

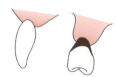

- 非自浄型
- 自浄性・清掃性は悪い
- 審美性や装着感はよい

ポンティックの基底面は卵形のように凸面状になっており、歯槽粘膜の陥凹部に入り込む形態

有床型ポンティック

適応：可撤性ブリッジ

- 非自浄型
- 自浄型・清掃性は悪い
- 審美性や装着感はよい

ポンティックの基底面が床形態になっており、顎堤粘膜を広く覆う形態になっている

症例1

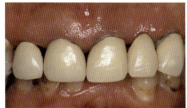
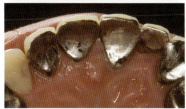

図❹ 初診時の口腔内写真（1996年12月10日）。46歳。女性。歯肉の赤みが強い。自己流ではあるが、ブラッシングの習慣はあった。2̲部は離底型ポンティックで、口蓋側に多量のプラーク付着が認められた

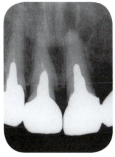
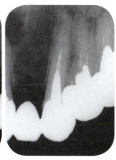

図❺ 同、デンタルX線写真。2̲部のポンティック基底部下では、骨吸収が認められた

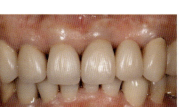
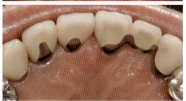

図❻ 初診から19年8ヵ月後の口腔内写真（2016年8月26日）。2̲部はリッジラップ型ポンティックとし、初診時より審美性と清掃性が改善した。軟らかくコシのあるラウンド毛の歯ブラシを使用し、隣接面はワンタフトブラシと歯間ブラシを使用している。口蓋側もプラークコントロールは良好である。1̲〜3̲の歯肉は安定している

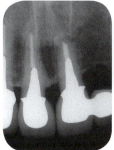
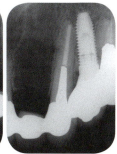

図❼ 同、デンタルX線写真。歯槽骨の安定がみられる。2̲部のポンティック基底部下の歯槽骨も安定している

6）。離底型ポンティックからリッジラップ型ポンティックに改善し、審美性と清掃性が向上した。患者は長年、上顎前歯部補綴修復物の審美性を気にしていたが、審美性が回復し、それが自律的健康観を高めるモチベーションの1つになった。

　現在患者は、孫の誕生・認知症の義母の介護など、環境や生活のリズムの変化があるなかでも、良好な状態でプラークコントロールを維持している（図7）。

2．患者のライフステージに合わせたブリッジ部プラークコントロール（症例2）

　図8は図1で提示した患者の初診時（1998年8月）で、59歳の女性である。初診時に処方した口腔衛生用品は、ラウンド毛の歯ブラシ（タフト

症例2

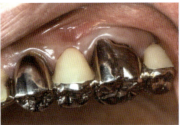
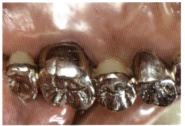
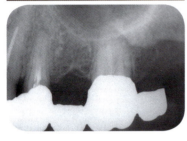

図❽　初診時(1998年8月)。59歳、女性。歯科での継続的なケアがなされず、自己流のブラッシングで不適合なブリッジ周囲を磨いていたため、強い炎症を認めた

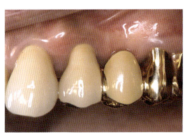
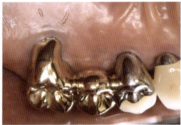

図❾　補綴処置終了時（2000年10月）、61歳。歯周外科手術を行ったため、|6 の形態が複雑だったが、プラークコントロールは良好であった

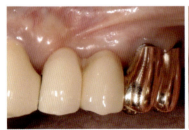
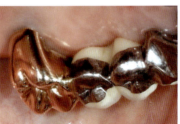
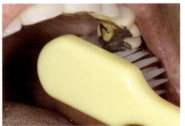

図❿　2016年6月、77歳。磨き残したプラークを認めた。意識や注意力が低下し、細かい部分に歯ブラシを当てることが困難になった。高齢期の患者でも磨きやすい歯ブラシの選択が必要であった。2003年7月、半固定性ブリッジ（|3 4 キーアンドキーウェイ）を装着した

疾病 ・早世：がん、心疾患、脳卒中 ・罹患：がん、骨折 **生活** よりよいライフスタイルと、地域などでの役割の再発見	**意義** ・社会的：後年への準備 ・身体的：更年期 **疾病負担**（45〜64歳） ・早世　　　　　　　・罹患 　男：13.1%　　　　入院回数：340万 　女：6.3%　　　　　新患外来：8,800万 ・障害 　身体：93万 　知的・精神：16万
	目標　特徴
	課題　支援
働きかけの機会 思秋期。健康が気になり始める。 高齢期への準備として重要 **生活危険因子**	**手段**　　　　　　　　　　**重点** マスメディア　　　　　　　○ 企業（市場）　　　　　　　○ 非営利団体 職域　　　　　　　　　　　○ 学校 地域　　　　　　　　　　　◎ 家庭　　　　　　　　　　　◎ 保険者　　　　　　　　　　◎ 保健医療専門家　　　　　　○

50歳代	男	女
喫煙	54.2%	9.1%
飲酒	65.5%	7.6%
肥満	14.1%	16.8%

世代　　　　　**健康観**
団塊世代　　　　病気がない

図⓫　中年期の特徴。疾病・障害では、圧倒的に身体障害の増加が著しい。疾病罹患については、外来は呼吸器感染症や外傷が上位であるが、腰痛や眼の疾患も増加してくる。入院は、がんが最も多く、次いで骨折、心疾患が続いている。この時期の健康観は、病気と関係が深く、健康が気になり始める。高齢期における障害や生活の質を視野に入れて、自らの健康を設計することが重要である。医療者側の早期対応が必要である（参考文献[3]より引用改変）

24S：オーラルケア）、歯間ブラシSSSサイズ、歯磨剤（Check-Up：ライオン歯科材）である。

1999年5月、|6の歯周外科手術を行い、複雑な補綴形態のため、プロキシソフト3in1フロス（サンデンタル）とピーキュアM（オーラルケア）を追加導入した。それらを使い、口腔衛生は良好のまま維持していた（図9）。

2003年7月、破折のために|4を抜歯し、半固定性ブリッジを再製した。その後のプラークコントロールも良好な状態で維持していたが、加齢とともに口腔衛生状態に変化がみられた（図10）。

70代後半になった患者は、口腔ケアに対しても日常生活に対しても、以前とは違って「まあまあ、ほどほど」というモチベーションだった。

中年期（図11）は、社会的には高齢期への準備期であり、身体機能が徐々に低下していく時期

		目標	特徴		
疾病 ・早世： ・罹患： **生活** 病気、障害のない生活。いきいき				**意義** ・社会的：楽しんで豊かな収穫 ・身体的：老化 **疾病負担**（65歳〜） ・早世 ・障害 　身体：158万 　知的・精神：5万	・罹患 　入院回数：410万 　新患外来：4,400万
		課題	**支援**		
働きかけの機会 **生活危険因子** **世代** 昭和1桁 　　**健康観** 　　　　　　死、障害を避ける				**手段** マスメディア 企業（市場） 非営利団体 職域 学校 地域 家庭 保険者 保健医療専門家	**重点** ○ ○ ○ ◎ ○ ◎ ◎

図⓬ 高齢期の特徴。人生の完成期で、余生を楽しみ、豊かな収穫を得る時期である。身体的には老化が進み、健康問題が大きくなる。障害は、寝たきりや認知症などの介護を必要とする重篤なものもあるが、視聴覚障害や歯の喪失による咀嚼機能の障害など、生活の質にかかわる障害も多い。疾病罹患は、外来は高血圧や腰痛、白内障が多く、入院は脳卒中や心臓病、がん、白内障が多い。死や障害を避けるといったような消極的健康観をもつ者が多い。生活の質を維持し、豊かに暮らすことができるよう自ら試みることが重要である。医療者側は患者に寄り添ったケアが必要となる（参考文献[3]より引用改変）

である。高齢期における障害や疾病、生活の質を視野に入れて、自らの健康を設計することが重要となる。高齢期（**図12**）は、身体機能もモチベーションも低下し、健康問題が大きくなる時期である。歯の喪失による咀嚼の機能障害など、生活の質にかかわる障害も多い。

患者は現在78歳である（**図13**）。口腔衛生用品は、グリップが太く、毛先が細長くて隣接面も磨きやすいスーパーテーパード毛の歯ブラシ（DENT.EX systema genki f：ライオン歯科材）と歯磨剤（システマデンタルペーストα：ライオン歯科材）のみを使用している。これ以上、補助清掃用具を増やしたり、高度な磨き方を指導しても患者は応えられない。医療者のフォローアップが必要である。

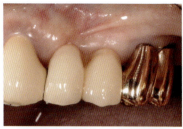
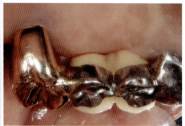
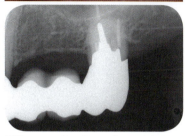

図⑬　2017年3月、78歳。口腔内写真およびデンタルX線写真。完全ではないが、口腔衛生用品の変更と動機づけでプラークコントロールが向上した。もし6を喪失した場合、咀嚼機能の低下が予測される

　獲得した健康を維持管理するには、ブラッシングテクニックや適切な口腔衛生用品の継続使用、メインテナンスが不可欠である。また、「落としやすいプラークの質」にしておくために、適切なブラッシング習慣、質のよい食生活習慣、唾液分泌の促進など、患者の自己管理が大切である。

　しかし、医療者が最も気をつけなければならないのは、歯冠形態や歯根形態、歯周組織の特徴を把握し、「プラークコントロールしやすい形態の補綴修復物を装着すること」である。歯科医師、歯科衛生士、歯科技工士によるチーム医療が、患者のQOLを支えるのである。

［宮下　徹、市川美由紀、橋爪由美子、坂間由希子］

【参考文献】
1）牧　宏佳：ブリッジ～清掃・齲蝕・力の問題～．デンタルハイジーン，36(7)：728-741，2016．
2）石橋寛二，他（編）：クラウンブリッジ補綴学　第4版．医歯薬出版，東京，2009．
3）厚生労働省：健康日本21(総論)．https://www.mhlw.go.jp/www1/topics/kenko21_11/s0f.html

06 インプラントのプラークコントロール

　現在、インプラントは欠損補綴の治療における選択肢の1つとして広く普及している。本項では、インプラントに必要なプラークコントロールについて理解を深め、その構造と天然歯との違いを踏まえてどのように指導するかを解説する。

 インプラントと天然歯の違い

　インプラントは、歯を失ったとき、天然歯の代わりに咬合の確保や歯列の連続性維持などを目的に利用するものであるが、インプラントと天然歯は「似て非なるもの」である。
①インプラントは天然歯と違い、防御機構が存在せず、感染に弱い（図1）
②インプラントは天然歯と違い、後天的に与えられるものであるため、天然歯のように歯根形態や萌出位置による補綴装置の形態に制約を受けないが、逆にインプラント特有の形態による制約を受ける

　とくに②に関しては、術者の考えや技術によるところが大きい。
　インプラント上部構造に与える理想的な形態から埋入位置を決定し、必要な骨・軟組織の形態および量を造成する「トップダウントリートメント」が行えれば理想である（図2a、b）。

 プラークコントロールしやすい上部構造の設計（図3、4）

　最近ではCTデータ上でシミュレーションを行い、サージカルガイドを作製するシステムが各社から提供されている。以前に比べてその精度は高くなり、設計時と術後のCT画像を比較しても、ズレがほとんどなくなってきた。筆者らは、とくに前歯部へのインプラント埋入にサージカルガイドを導入するメリットが大きいと考えている。
　以下に、インプラント上部構造の設計において重視しているポイントを挙げる。
①クリアランス（歯冠長）が適正か
②欠損部の近遠心径に対するインプラントの配置が適正か
③付与する形態は天然歯と必ずしも同じ必要はないが、頬舌的・近遠心的に歯列のなかで違和感のない形態か（臼歯部などの非審美領域）
④反対側同名歯、隣接する天然歯と比較して違和感がないか（前歯部などの審美領域）

　いずれにしても、すべてにおいてプラークコントロールしやすいことが優先される。

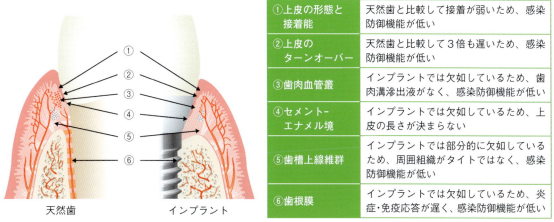

図❶ インプラント周囲組織の問題点（東京歯科大学名誉教授 下野正基先生のご厚意による）[1]

①上皮の形態と接着能	天然歯と比較して接着が弱いため、感染防御機能が低い
②上皮のターンオーバー	天然歯と比較して3倍も遅いため、感染防御機能が低い
③歯肉血管叢	インプラントでは欠如しているため、歯肉溝滲出液がなく、感染防御機能が低い
④セメント-エナメル境	インプラントでは欠如しているため、上皮の長さが決まらない
⑤歯槽上線維群	インプラントでは部分的に欠如しているため、周囲組織がタイトではなく、感染防御機能が低い
⑥歯根膜	インプラントでは欠如しているため、炎症・免疫応答が遅く、感染防御機能が低い

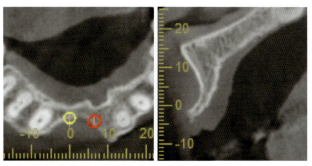

図❷a 初診時、上顎右側前歯部の歯槽骨は大きく欠損していた

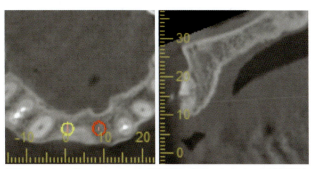

図❷b インプラントによる欠損補綴を希望したため、歯槽堤増大術を行い、必要な歯槽骨量を確保した

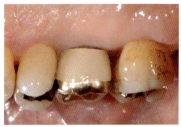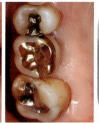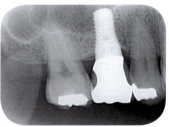

図❸ インプラントの埋入位置が理想的で、天然歯とほとんど変わらない歯冠形態のものは、歯ブラシをはじめ、歯間ブラシやデンタルフロスも使いやすい

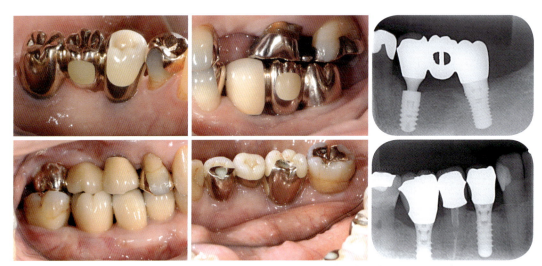

図❹ ブリッジや連結冠で下部鼓形空隙が大きくなってしまう場合や、欠損部の近遠心径とインプラント径との差が大きい場合は、プラークコントロールが難しくなる。その形態の特徴やリスクに配慮したプラークコントロールが重要となる

インプラント埋入手術後のプラークコントロール

インプラント埋入手術後のプラークコントロールについては、本章04「歯周外科手術後のプラークコントロール」を参照されたい。

プロビジョナルレストレーションの意味

インプラント上部構造を作製する前に、プロビジョナルレストレーションを作製し、患者に使用してもらう。なぜなら、インプラントは埋入位置によって上部構造の歯冠形態が変わるため、患者

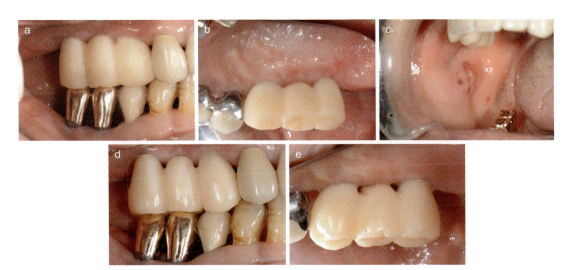

図❺　プロビジョナルレストレーションの形態修正。a〜c：プロビジョナルレストレーション装着後1週。患者から「頬を噛んでしまう」との訴えがあった。頬側遠心のオーバージェットの不足が原因と診断した。また、インプラント-ポンティック間の下部鼓形空隙が小さく、プラークコントロールの妨げになっていた。d、e：プロビジョナルレストレーションの形態修正後。頬粘膜の咬傷が改善した。歯冠形態は歯列に調和し、ポンティック粘膜面も清掃しやすくなった

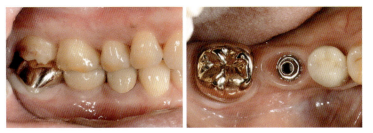

図❻　口腔内の環境に適した形態で作られたインプラント上部構造はプラークコントロールしやすく、インプラント周囲粘膜を良好な状態で維持できる

の口腔内の環境に最適な形態を模索する必要がある（図5）。

　作製に際して、おもに考慮する点は以下である。
①咀嚼や発音がしやすいように、歯列のなかでのバランスがとれているか。近遠心の歯と移行的な形態か

②プラークコントロールしやすい形態か。頬舌的カントゥアや下部鼓形空隙の形態と大きさは適切か

　プロビジョナルレストレーションを作製して最適な形態を模索し、そこから得た情報を歯科技工士と共有して上部構造作製の参考にする（図6）。

インプラントのプラークコントロール時の注意点

インプラントの素材であるチタンは傷つきやすいため、硬い歯ブラシや粒子の大きな研磨剤を含んだ歯磨剤は使用しないように指導する。歯ブラシや歯磨剤などの口腔衛生用品の選択は患者に任せるのではなく、最適と思われるものを歯科医師や歯科衛生士が選択して推奨する（図7）。患者の口腔内を良好に管理できる口腔衛生用品を、専門家である歯科医師や歯科衛生士が責任をもって選び、処方することが重要である。

そのために、当院では「歯ブラシ処方箋」というシステムを導入している。内科などの一般医科では、投薬の際に担当する医師が責任をもって薬剤の処方箋を出すが、それと同様である。患者自身が「自分の口腔内を治し、健康管理するためにはこの衛生用品が必要だ」ということを理解し、自律的健康観を身につける手助けをするのがわれわれの責務である。

インプラントは埋入位置によって上部構造の歯冠形態が変わるため、プラークコントロールの難易度はそれぞれ異なる。当院では、プロビジョナルレストレーションを装着した後、1、2週間ほど使用してもらい、①食事や発音に支障はないか、②プラークコントロールしやすいか、③咀嚼しやすく、かつ頬や舌を噛むことはないか、などについて、歯科医師と歯科衛生士、歯科技工士が協議しながら形態を検討し、問題がなくなればその形態を上部構造に反映させ、本印象に移るようにしている。

上部構造の形態や空隙に合わせて、歯間ブラシやワンタフトブラシを併用する場合もあるが、複数の補助用具の使用は患者にとって煩雑で、ブラッシングが定着しにくくなる。したがって、複数の補助用具を使用せずに済む、できるだけシンプルなブラッシング方法を提案する必要がある。そのためにも、補綴処置に移行する前に、歯冠形態の検討を患者とともに歯科医師や歯科衛生士、歯科技工士とで慎重に行うことが重要である。

取り外してメインテナンスすることの必要性

綿密な治療計画を立案し、最適な位置へインプラントを埋入して、上部構造に最適な形態を付与できたとしても、インプラント周囲の骨形態や軟組織の状態、インプラント径と隣接する天然歯歯根形態の不一致など、やむを得ない理由によって、十分なプラークコントロールを行いにくいことがある。そのような場合にはインプラントの特性を活かし、上部構造を取り外してメインテナンスすることが必要である。

当院ではおもにStraumann®社のインプラントを採用しているが、とくにティッシュレベルインプラントでは上部構造内部、プラットフォーム面へのプラーク侵入が認められる。これは、プラットフォームがバットジョイントであることが原因と考えられる（図8）。そこで、欠損形態（中間欠損、遊離端欠損）や上部構造の形態（連結、ブリッジ、単冠）、プラークコントロールの習熟度などから患者ごとにリスク判定を行い、定期的に上部構造を外して洗浄している。ボーンレベルタ

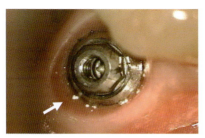
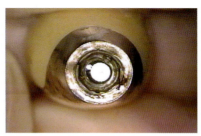

図❼ 口腔衛生用品の選択を患者任せにすると、不適切なものを使用することがある。市販の歯磨剤に研磨剤として含まれる無機質の顆粒（ゼオライト）は、歯肉溝やインプラント周囲溝に入ると炎症を惹起するおそれがある（矢印）

図❽ メインテナンスのために外されたスクリュー固定式上部構造のプラットフォーム面拡大像。一見、適合がよく見えても、さまざまに汚染されている

イプのインプラントにおいては、頻回の上部構造の取り外しはインプラント周囲粘膜のアタッチメントを破壊し、インプラント周囲の骨吸収を惹起するとの報告がある[2]。そのため、当院では取り外しのメインテナンスはプラークコントロールがしにくい部位に限って行い、最低6ヵ月以上の期間を空けることを目安としている。

このようなメインテナンスを行うには、上部構造がスクリュー固定式であり、かつ補綴学的に理想的な位置にインプラントが埋入されている必要がある。そして当然ながら、メインテナンスを成功させるためには、正確な診断と適切な治療計画が欠かせない。

インプラントに対するフッ化物の使用

日本口腔衛生学会のポジションペーパーでは、チタンインプラントにフッ化物の使用を控えるべき科学的根拠は認められず、う蝕予防効果の根拠があきらかなことから、口腔内に天然歯がある場合にはフッ化物配合歯磨剤の使用を推奨するべきである、とされている。チタンは軟らかい金属であるため、当院ではフッ化物配合で研磨剤無配合か、研磨剤の少ない歯磨剤を選択している。

インプラント治療は通常の欠損補綴治療以上に経済的な負担が大きく、また外科処置を伴うために患者の身体的負担も大きいが、治療結果への期待は大きい。患者の満足と、さらに長期間の良好な状態の維持のためには、正確な診断に基づく綿密な治療計画の立案と実践が必要であり、そのためにも歯科医師や歯科衛生士、歯科技工士のチームアプローチが欠かせない。

［金子 創、金子 至、関根菜々子、栁澤陽華］

【参考文献】
1) 三上 格，下野正基：インプラント治療後の維持管理 GPはインプラント周囲炎にどう対応？．the Quintessence，35：2726-2745，2016．
2) 宗像源博，他：特集 Man-made（患者・術者因子）から考えるインプラント周囲炎の攻略法—「歯周病≒インプラント周囲炎という認識からの脱却」．日本歯科評論，77(8)：29-83，2017．

07 矯正治療中のプラークコントロール

　矯正装置にはさまざまな種類がある。本項では、最もプラークコントロールが難しいマルチブラケット装置について解説する。

 ### 矯正治療患者のプラークコントロールの特徴

　矯正治療初期においては、そもそも歯並びに問題があるため、プラークコントロールがしにくい状態であるといえる。マルチブラケット装置が装着されることで、さらにプラークが付着しやすく、プラークコントロールが困難な状態となる。

　患者自身の意思で行う成人矯正治療では、比較的プラークコントロールのモチベーションを保ちやすい。しかし、本人ではなく、保護者の意思で矯正治療を希望される場合が多い学童期では、プラークコントロールのモチベーションに苦労することが多い。プラークコントロールに問題があれば、矯正治療で歯並びが改善したとしても、う蝕や白濁を生じてしまうので、注意が必要である（図1）。白濁の好発部位はブラケット周辺で、なおかつ歯頸部寄りに多くみられる。

　しかしながら、ブラケットの構造上、患者の自己管理のみでは完璧なプラークコントロールを行うことは困難なため、比較的短期間でのプロフェッショナルケアを繰り返すことが重要になる。

 ### マルチブラケット装置装着前にすべきこと

　マルチブラケット装置を装着する前には、一定レベル以上のプラークコントロールが達成されていなければならない。当院では、PCRが20％以下でなければマルチブラケットを装着しないこととしている。また、あらかじめ唾液検査や食生活アンケートを行い、患者のう蝕リスクを把握したうえで予防プログラムを作成する（図2）。

 ### マルチブラケットの構造

　ブラケットには、比較的シンプルなものから複雑な形態のものまでさまざまあるが、いずれにしても、ワイヤー固定するためにフック状になっている部分が存在し、アンダーカットが生じることとなる（図3）。

 ### 歯ブラシの選択

　当院では、矯正治療患者に対し、ブラケット装着後に最もリスクが高いブラケット周辺のアンダーカット部をブラッシングできる形態の歯ブラシ（インターブレイス：オーラルケア）を第一選択

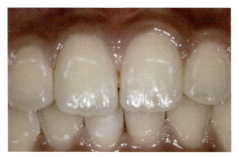

図❶　ブラケット除去後に生じた白濁

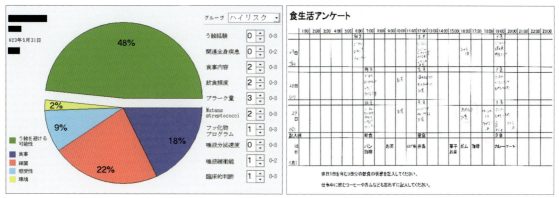

図❷　カリオグラム（オーラルケア）を使用し、予防プログラムを作成

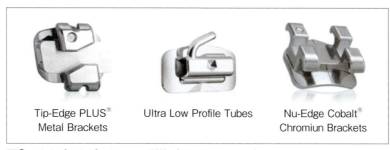

図❸　さまざまなブラケットの形態（TP Orthodontics）

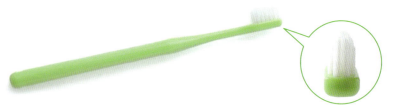

図❹ 当院で矯正治療患者に処方している歯ブラシ（インターブレイス：オーラルケア）。ブラケットの周りにフィットしやすく、磨きやすい形状

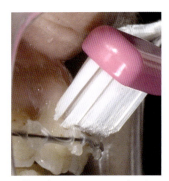

図❺ ブラケットやアンダーカット部に入り込むように歯ブラシを当てる

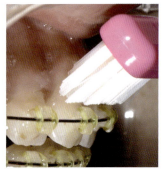

図❻ 角度を少し変え、歯面に直角になるように当てる（Right Angle法）

として処方している。毛先が山型で、アンダーカット部にフィットしやすい形状になっている（図4）。

ブラケットから歯肉縁まで距離がある場合は、初めにブラケットのアンダーカット部にフィットする角度でブラッシングし（図5）、その後わずかに角度を変えたRight Angle法で歯面をブラッシングする（図6）。この方法により、ブラケットをリムーブした後もスムーズにブラッシング法を移行できる。

ブラケット周辺を丁寧にブラッシングするには高度なテクニックが必要で、その習得には時間がかかる。患者によっては、電動歯ブラシの使用を勧める場合もある。当院では、音波水流によるプラークの除去効果が高いソニッケアー（フィリップス）を推奨している。

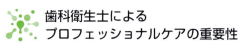 歯科衛生士による プロフェッショナルケアの重要性

丁寧なセルフケアを行っても、完璧にプラークの除去を行うことは、ブラケットの構造上困難である。したがって、矯正治療での来院時（通常月

初診時

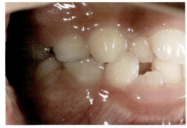
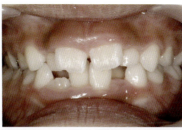
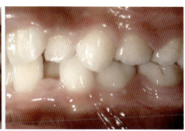
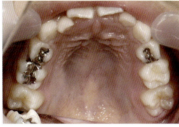
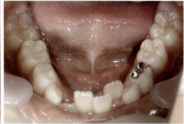

図❼ 初診時の口腔内写真（2008年12月9日）。前歯部に叢生が認められた

1回）に適切なプロフェッショナルケアを行うことが非常に重要になる。プロフェッショナルケアは、必ずワイヤーなどをすべて外した状態で行う。また、プロフェッショナルケア後は、高濃度のフッ化物を塗布する。

 学童期症例

患者：M. I さん、7 歳、女児（図7）
初診：2008年12月9日
主訴：歯並びをよくしたい

　初診時、前歯部に叢生を認めた。乳歯において隣接面にう蝕経験があり、デンタルフロスの指導を行った。デントカルト（オーラルケア）で唾液検査を行ったところ、SM と LB がともにハイリスクだが、唾液量は1.2mL/分で大きな問題はなかった。

　食生活アンケートから、お菓子を摂取することが多く、休日は16時の間食以外に、夕食の前後に2回、計3回摂っていることがわかった。今後、矯正治療を行うことでう蝕リスクがさらに上がることを説明し、間食の回数や砂糖の摂取量を減らすように指導した。

　上下側切歯の萌出まで待ち、2009年2月から側方への拡大装置を装着。1年後には拡大終了し、永久歯列完成まで待機することとした。

　2011年3月、10歳時にブラケットを装着した

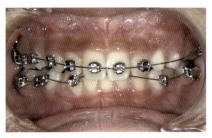
図❽　ブラケット装着時の口腔内写真（2011年3月）

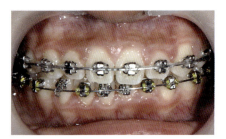
図❾　ブラケット装着後1年半の口腔内写真（矯正治療終了直前、2012年9月）

> 現在

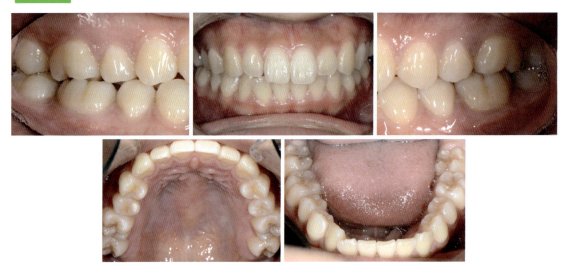
図❿　ブラケット除去後5年の口腔内写真（17歳、2018年3月）

（図8）。食生活では、以前より間食の回数や甘いものの摂取は減ってきていたが、歯肉には浮腫性の腫脹が認められた。母親の仕上げ磨きには応じているので、何とかう蝕にならずに経過していた。歯ブラシは、毛先が2列のプロクトOR（現G・U・M Pro'sデンタルブラシOR：サンスター）を処方した。

　図9は、ブラケット装着後1年半の状態。患者は中学生になり、仕上げ磨きは行っていない。間食が増え、砂糖の摂取量も増えたため、減らすよ

初診時

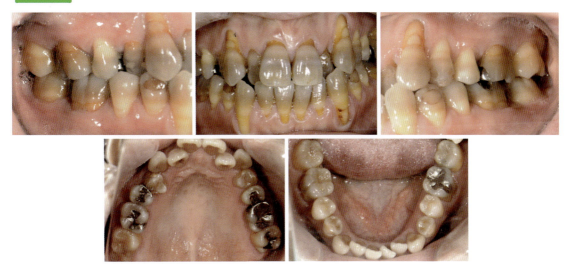

図⓫ 初診時の口腔内写真（2010年5月27日）。2|2に交叉咬合と上下犬歯に重度の歯肉退縮などが認められた

うに指導したが、なかなか改善が認められなかった。矯正治療には、1ヵ月ごとに来院していたため、歯科衛生士による徹底的なプロフェッショナルケアで、かろうじてう蝕や白濁を生じずに、矯正治療を終えることができた。

現在17歳になり、高校では合唱部に所属している。現在はタフト24S（オーラルケア）を処方し、Right Angle法にてブラッシングを行っている。歯列は下顎前歯部に若干の後戻りがみられるが、大きな問題は生じていない。歯肉の状態も良好で、間食や砂糖の摂取量が減ったためか、よく引き締まってきている（図10）。

 成人症例

患者：M.Tさん、41歳、女性（図11）
初診：2010年5月27日
主訴：テトラサイクリンによる歯の変色と歯並びを治したい

上顎側切歯の交叉咬合と上下犬歯に重度の歯肉退縮が認められた。また、テトラサイクリンが原因と考えられる重度の歯の変色がみられた。歯肉は引き締まっていたが、全顎的に退縮傾向で、犬歯部にはフェストゥーンが認められた。

幼いころから歯の変色に悩み、一生懸命にブラッシングしてきたが、誤った歯ブラシの選択と

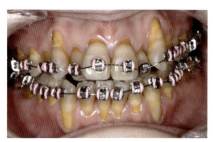

図⓬　ブラケット装着時の口腔内写真（2010年7月）。プラークコントロールは良好であった

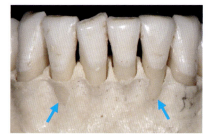

図⓭　[2]開窓、[2]裂開（矢印）[長野県開業・宮下 徹先生のご厚意による]

ブラッシング方法により、歯肉が退縮したと推察された。

唾液検査の結果は、SMおよびLBは低リスク、唾液分泌量は3.2mL/分で問題なかった。PPDは3mm以下で正常だった。歯ブラシはタフト24SSを処方した。毛先を歯肉方向に向けないRight Angle法を指導し、いままで習慣のなかったデンタルフロスを指導した。

PCRが10％台になったのでブラケットを装着し、矯正治療を開始した（図12）。歯ブラシは、インターブレイスを処方した。矯正治療中もブラッシングに対するモチベーションは高く、プラークの付着はほとんど認めなかった。

矯正治療では、叢生を改善するために歯列の拡大が行われることが多い。それにより、歯根がボーンハウジングから飛び出し、頬側の骨が裂開してしまうことがある（図13）。この状態で誤ったブラッシングを行うと、歯肉退縮が急速に進行するので注意が必要である。本症例では歯間にストリッピングを行い、過度に頬側方向へ拡大しないように注意し、歯肉が退縮しないようにRight Angle法でブラッシングをするように指導を行った。

●現在（矯正治療終了後4年）の状態

矯正治療後に、上下の犬歯部にはCTG（結合組織移植術）を行った。現在、歯ブラシはタフト24SSに戻し、デンタルフロスと併用している。薄い歯肉ではあるが、健康を維持している。テトラサイクリンによる変色歯に対してラミネートベニアなどの補綴処置は希望されなかったため、ホワイトニングで対応している。理想的とはいえないが、初診時より褐色の程度は改善してきており、患者は満足している（図14）。

矯正治療中は、う蝕リスクが飛躍的に高くなる。動的矯正治療に入る前に、一定以上のブラッシング技術やモチベーションを保っていること、患者個人のう蝕リスクを把握して、より綿密な予防プ

現在

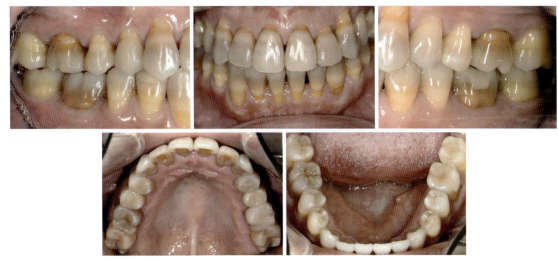

図⓮　矯正治療終了後4年の口腔内写真。咬合も安定し、歯肉退縮も軽減している

ログラムを立てることが非常に重要である。

　動的矯正治療中は高いレベルのプラークコントロールを維持するように努力することはもちろんである。しかし、術者は患者のみで100％は磨ききれないことを理解しておくことが大切である。通院時には高いレベルのプロフェッショナルケアを行い、患者のプラークコントロールをフォローすることで、う蝕を予防できる。このことから、通院を1ヵ月以上空けることはリスクが高まる。

　矯正治療中と通常では、使用する歯ブラシは変わってくるが、歯面への当て方を理解していれば、矯正治療終了後もスムーズにブラッシング技術を習得できると考えている。

［木下優子、松井 力］

08 小児のプラークコントロール

 おもに保護者が仕上げ磨きを行う時期（乳児～学童期前半）

この時期にう蝕を発症する大きな原因は、おやつの与え方や仕上げ磨きの有無、方法など、保護者にある。さらにブラッシングの大切さや甘いものを食べすぎないなど、いまや常識となりつつあるう蝕予防に必要な知識を、実際に保護者が備えていることはまだまだ少ないのが現状である。したがって、当院では唾液検査や食習慣アンケートなどで問題点を抽出し、その結果をもとに担当歯科医師や歯科衛生士らがカウンセリングを行い、対策を講じるようにしている。

当院での検査項目

1. 唾液検査：SiLL-Ha（arkray）使用（図1、2）

洗口用水から5分程度でう蝕原因菌や酸性度、唾液緩衝能、白血球、タンパク質、アンモニアを測定できる。

2. 食事や間食の内容や回数、量
3. 生活習慣（ブラッシングの回数や方法、フッ化物の使用状況など）、家族構成など（図3）

プラークがべったりと付着してう蝕が多発している状態の場合、すぐにブラッシング指導を行いたくなる。しかし、この時期のブラッシング指導以上に重要なのが甘味指導である。いくら一生懸命にブラッシング指導をしても、甘いものをだらだらと食べているようでは、ブラッシングで除去しにくい粘着性のプラークが付着することになり、う蝕の発症を繰り返す結果となる。甘味を与えているのはおもに保護者や祖父母であるので、同一居住者を巻き込んでの甘味指導を行うことが重要である（図4）。

フッ化物の積極的推奨

フッ化物には、①耐酸性増強、②再石灰化促進、③う蝕原因菌の酸生産抑制という作用があり、小児のう蝕予防に非常に効果的であるため、当院では積極的に取り入れている。

フッ化物応用には、①フッ化物洗口、②フッ化物配合歯磨剤の使用、③フッ化物歯面塗布があり、患者の状態によって使い分けている（図5～9）。

フロスの指導（コンタクトの問題）

近年、昔の子どもに多かった理想的な空隙歯列は非常に稀となった。隣接面はほとんどコンタク

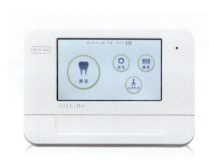

図❶　SiLL-Ha（arkray）

図❷　唾液検査の結果用紙

図❸　食事アンケート

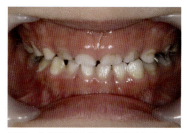

図❹　生活背景を知る必要がある

トしており、乳歯列で叢生が生じているケースも珍しくない。したがって、隣接面は通常のブラッシングや仕上げ磨きだけでは不十分なため、デンタルフロスの使用が必須である。

　当院では、デンタルフロス初心者にホルダーの付いた「Flossちゃん」（PROXIDENT：図10）、上達後はフロアフロス（オーラルケア）を処方している（図11）。

 乳歯交換期のプラークコントロール

　乳歯交換期になると、さらにブラッシングが難しくなり、それぞれの口腔内に応じた歯科衛生士によるきめ細やかなブラッシング指導が必要となる。また、幼若永久歯へのフッ化物使用が重要になる。さらに、乳歯脱落時は、永久歯の隣接面う蝕の確認および低侵襲なう蝕処置のチャンスでも

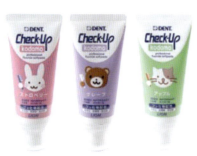

図❺ フッ化物配合歯磨剤。DENT. Check-Up kodomo（ライオン歯科材）

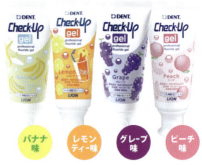

図❻ フッ化物配合歯磨剤（ジェルタイプ）。DENT. Check-Up gel（ライオン歯科材）

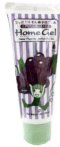

図❼ 0.4％フッ化第一スズ配合歯磨剤（ジェルタイプ）。Home Gel（オーラルケア）

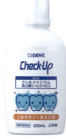

図❽ フッ化ナトリウム洗口液。DENT. Check-Up フッ化ナトリウム洗口液0.1％【ライオン】（ライオン歯科材）

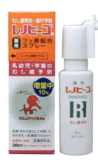

図❾ フッ化物配合スプレー。レノビーゴ（ゾンネボード製薬）

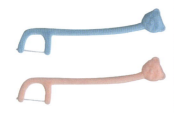

図❿ 左：Flossちゃん（PROXIDENT）。右：ホルダー付きなので、挿入しやすい

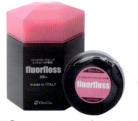

図⓫ フロアフロス（オーラルケア）

ある（図12）。

 メインテナンス

小児も、成人と同様に定期的なメインテナンスが重要である。通常は3ヵ月ごとであるが、プラークコントロールが不安定であったり、う蝕リスクが高かったりする場合などは、1〜2ヵ月ごとの来院を促す。メインテナンスでは、プラークコ

図⓬　乳歯脱落時の永久歯隣接面う蝕

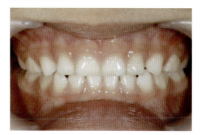

図⓭　初診時の口腔内写真

ントロールの確認（必要に応じて染め出し）とブラッシング指導、う蝕チェック、生活習慣の変化などを確認し、歯科衛生士によるプロフェッショナルケア、そして必要に応じて高濃度のフッ化物塗布を行う。

思春期のプラークコントロール

　中学生ごろからは、思春期特有の問題が生じてくる。保護者や歯科衛生士の言うことを聞かなくなったり、無口になって反応が乏しくなったりしがちである。学業や部活動も忙しくなるこの時期は、保護者の目からも離れるため、頻回な間食などの生活習慣の乱れや、不適切なブラッシングに陥りがちである。いかに本人にう蝕予防の重要性を理解させ、自律的健康観を確立させるかがポイントとなる。

大学進学の問題

　現在、高校卒業後の進路として、多くの方が大学への進学を選択する。予防の意識が高まり、定期的なメインテナンス受診の習慣が構築されても、遠方に進学する場合は歯科医院に通いにくい。また、一人暮らしになると生活習慣が乱れ、う蝕などの問題が発生しやすくなる。当院では夏休みや冬休みなどに帰省する際は必ず来院してもらい、メインテナンスの時期が多少延びても中断とならないように配慮している。

症例

患者：K．Aさん、4歳、女児（図13）
初診：2007年1月29日
主訴：フッ素を塗ってほしい

　初診時のプラークコントロールは良好でう蝕もなく、歯肉にも炎症は認められなかった。4歳という年齢から、自分磨きより母親の仕上げ磨きが主であったが、よい状態を保っていると思われた。唾液検査の結果、*SM* および *LB* ともにローリスクで、唾液量は1.8mL/分で問題はなかった。食生活アンケートより、間食も少なく、良好な生活習慣であることがわかった。

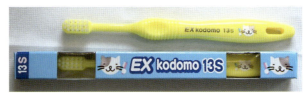

図⓮　DENT.EX kodomo 13S（ライオン歯科材）

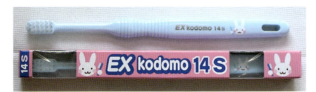

図⓯　DENT.EX kodomo 14S（ライオン歯科材）

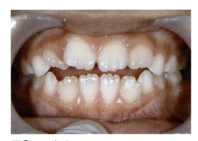

図⓰　7歳時

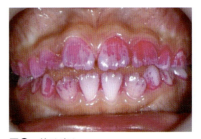

図⓱　染め出し

　セルフケアには、自分磨き用の歯ブラシは持ち手が太めでヘッドが大きめな DENT.EX kodomo 13S（ライオン歯科材：図14）、仕上げ磨き用歯ブラシとしてコンパクトヘッドで持ち手の長いDENT.EX kodomo 14S（ライオン歯科材：図15）を処方した。また、歯磨材はフッ化物配合の Check-Up kodomo（ライオン歯科材）を処方した。

　7歳になって混合歯列期に入ると、歯面全体に粘着性のプラークの付着が目立つようになった（図16、17）。小学生となり、親の管理外での間食が増え、また仕上げ磨きの回数が減ったことが原因と考えられた。患児のモチベーションを上げるために、再度唾液検査からのカウンセリングを行った。そして、自分磨き用歯ブラシとして、DENT.EX kodomo 13S（ライオン歯科材）に比べるとヘッドがコンパクトな DENT.EX kodomo 12S（ライオン歯科材：図18）へ変更し、仕上げ磨き用歯ブラシは継続して DENT.EX kodomo 14S（ライオン歯科材：図15）を処方した。

　来院時には、歯科衛生士が食事指導も行い、甘味摂取を控えるように指導するとともに、キシリ

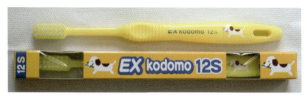

図⓲　DENT.EX kodomo 12S（ライオン歯科材）

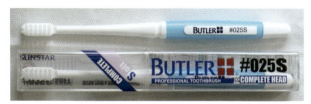

図⓳　バトラー ハブラシ #025S（サンスター）

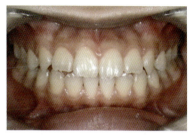

図⓴　15歳時

トールガムを処方した。プラークコントロールが安定するまでは2週間ごとに来院してもらい、安定後は3ヵ月ごとのメインテナンスとした。

15歳になって永久歯列期に入ると、部活動や受験の忙しさからか、ゴシゴシと強く磨くようになり、歯肉に傷を作って来ることが増えた。そこで、ソフトでコンパクトヘッドのバトラー ハブラシ #025S（サンスター：図19）を処方した。自分で使用する指巻きタイプのフロアフロス（オーラルケア）も加え、毎晩使用するように指導した。忙しくなるとゴシゴシと強く磨く癖があるため、現在はバトラー ハブラシ #025S を用いて毛先を歯面に直角に当てる Right Angle 法を指導し、7番の遠心部は口を閉じ気味にして磨くようにしている。

現在16歳になったが、幸い大きな反抗期もなく、ブラッシングも丁寧に行っている。今後、大学に進学する予定であり、いまのうちに自律的健康観を確立し、一人暮らしになっても良好なプラークコントロールの維持を期待している（図20）。

小児のプラークコントロールといっても、乳幼児期から学童期、思春期と幅広いため、前回できなかったことが突然できるようになったり、またその逆に良好な関係であったのに突然非協力的になったりすることもある。大切なのは、医院との関係が途切れないように注意を払い、それぞれの年齢に合わせた継続的で効果的なアプローチである。そのため、小児においても成人と同様に歯科衛生士は担当制であることが望ましい。

この時期に得た自律的健康観は、患者にとって今後の人生において有意義なものであり、成人して自身の子どもをもったときに引き継いでいく財産にもなるであろう。　　［松井 力、木下優子］

09 高齢者・有病者のプラークコントロール

　高齢者は、加齢とともに心身の活力や運動機能、認知機能などが低下し、複数の慢性疾患の併存などの影響もあり、心身の脆弱と生活機能障害が出現する状態（フレイル）を発症しやすい。口腔への影響としては、歯周病に対する抵抗力の低下、摂食嚥下障害による誤嚥性肺炎など、口腔内細菌による身体への感染が懸念される。

　糖尿病と歯周病には密接な相関関係があり、関節リウマチについても歯周病との相関関係が報告されている。どちらも歯周治療により、臨床指標は有意に改善することがあきらかになっている。

　また、閉経期以降の女性に口腔乾燥症が多く認められ、その原因として加齢とともに唾液腺萎縮症を発症することが挙げられている。さらに、唾液分泌抑制を惹起する薬剤に起因する口腔乾燥症も多いため、患者の現病歴や処方されている薬剤に細心の注意が必要である。

　本項では、局部床義歯装着の高齢者、有病者（糖尿病・口腔乾燥症）のプラークコントロールについて、症例を供覧しながら解説する（関節リウマチ患者の症例は Prologue 02 参照）。

義歯装着患者のプラークコントロール

　高齢になっても残存歯の多い患者が増えたため、局部床義歯を初めて装着する患者の年齢層が上がってきた。局部床義歯装着患者は、残存歯に加えて義歯のプラークコントロールも必要になる。

　義歯に付着するプラークは、天然歯に付着するプラークと比べて真菌の占める割合が高く、なかでもカンジダ菌が多い。口臭や残存歯のう蝕、歯周病、義歯性口内炎のほか、呼吸器系や消化器系など口腔以外への感染の原因にもなるといわれている。

　したがって、残存歯と同様に、義歯のプラークコントロールは義歯装着患者の健康にとって極めて重要である。とくに要介護者や高齢者は、睡眠中に不顕性の誤嚥を起こしやすいため、義歯のプラークコントロール不良が誤嚥性肺炎の原因になり得る。

　以下に、加齢によるプラークコントロール不良の症例を供覧する。

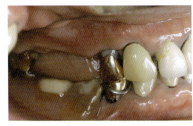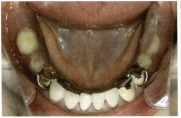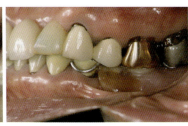

図❶　初診時の口腔内写真（2001年10月4日）

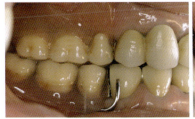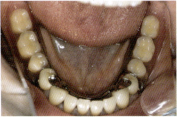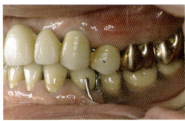

図❷　最終補綴物装着時（2003年2月5日）。上顎はコーヌスデンチャー、下顎は RPI クラスプデンチャー

 加齢による
プラークコントロールの不良

患者：70歳、女性
初診：2001年10月4日
主訴：7┘の歯肉が痛い
歯科的既往歴：痛みや不具合などの自覚症状がないかぎり、歯科を受診していなかった
全身的既往歴：アレルギー性鼻炎
喫煙：なし
職業：主婦（以前は食器店勤務の会社員）

　全顎にわたる不適合補綴物と咬合高径の低下がみられ、下顎部分床義歯の不調を訴えていた（図1）。

　2003年2月5日、最終補綴物が装着された（図2）。患者は食事に不自由なく、しっかり嚙めるようになったことに満足し、プラークコントロールは安定していた。

1．残存歯のプラークコントロール

　局部床義歯を快適に使用するためには、残存歯のプラークコントロールが極めて重要である。鉤歯やバーなど床と接している歯は自浄作用が低下し、プラークが停滞しやすいため、他の歯より注意深く丁寧にブラッシングする必要がある。また、鉤歯は荷重負担になりやすいため、プラークコントロールの徹底が重要である。患者にそれらのことを認識してもらい、残存歯のセルフケアの徹底を伝えた。

　唇側は歯面に歯ブラシの毛先を直角に当てて小

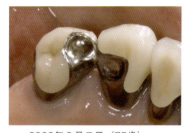 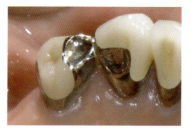 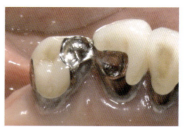

a：2006年2月7日（75歳）　　b：2012年6月27日（81歳）　　c：2016年8月9日（85歳）

図❸ a〜c　加齢とともに、プラークの付着量が増加してきた

刻みに動かす方法、舌側は歯頸部に歯ブラシのつま先を当てて縦に掻き出す方法を指導した。とくに|4の遠心面は、歯ブラシを真横に当てて左右に細かく動かすように指導した。

歯ブラシは小さなヘッドで口腔内の隅々まで毛先を届かせることができ、歯肉を傷つけにくく、プラークをしっかり除去できるという観点から、Dr.Bee care（ビーブランド・メディコーデンタル）を処方した。また、う蝕予防としてフッ化物配合歯磨剤であるCheck-Up（ライオン歯科材）を処方した。

|3 4の舌側面のプラークコントロールは、最終補綴物装着後から2010年5月31日ごろ（70〜80歳）までは安定していた。その後、2012年6月27日ごろ（81歳）からプラークの付着量が増加してきた（図3）。

2010年ごろまでは上手にプラークコントロールができていたので、再度練習を行えば適切にできると考え、メインテナンスのたびにブラッシング指導を繰り返した。歯ブラシの動かし方が大きく、ブラッシング圧が強くなる傾向はあったが、指摘すれば問題なくきれいにプラークコントロールできた。

2018年7月のメインテナンス時、小さなヘッドの歯ブラシで磨けていた舌側歯頸部に毛先を当てることが難しくなり、ブラッシング圧のコントロールもできなくなってきた（図4）。とくに|4の遠心面に適切に歯ブラシを当てることが苦手で、患者は「ここに歯ブラシを当てると痛い」と訴えた。

そこで、いままで使用していた歯ブラシ（Dr. Bee care）から、ヘッドが大きくグリップの太い歯ブラシ（ルシェロ歯ブラシP-30グラッポ：ジーシー）へ変更した（図5）。

ルシェロ歯ブラシP-30グラッポを処方した理由は、以下の3つである。

①繊細な動きが困難でも歯肉損傷の危険が少なく、大きなヘッドで広範囲に磨くことができ、清掃効率が上がる
②グリップが太くて握りやすい
③ネック部分がカーブしていて舌側面に当てやすく、ブラッシング圧の緩和を期待できる

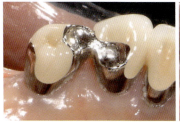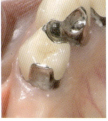

図❹ 2018年7月25日（87歳）。3 4の舌側、4の遠心面にプラークが厚く付着していた

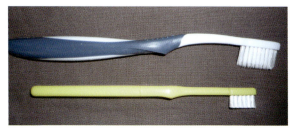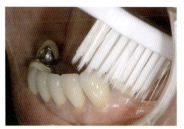

図❺ 上：ルシェロ歯ブラシP-30グラッポ（ジーシー）、下：Dr.Bee care（ビーブランド・メディコーデンタル）

図❻ 指導後、歯ブラシのつま先が4遠心面の歯頸部にしっかり当たるようになった

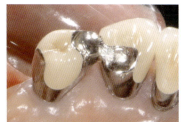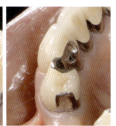

図❼ 2018年8月10日。歯肉の炎症が改善した

　患者には、歯ブラシのつま先を4遠心面の歯頸部に当てて、左右に振るように動かすことを指導した（図6）。その結果、以前より清掃効率が上がり、歯肉の炎症も改善した（図7）。

2．義歯の清掃

　2018年7月のメインテナンス時、義歯の清掃について確認すると、「歯磨き粉をたっぷりつけて磨いたほうがきれいになると思って……」と、自己流で行っていたことがわかった。さらに、残

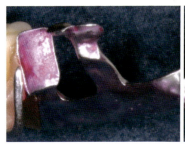 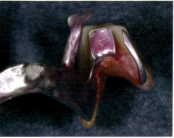 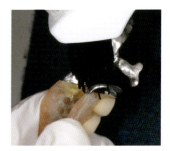

図❽　2018年7月31日。クラスプ周辺や金属部分にプラークの付着が認められた

図❾　クラスプ周辺や歯と接触する部分は、硬めの義歯用ブラシで清掃可能と判断し、指導した

存歯と接する部分やクラスプ周辺のプラークの付着について、義歯用ブラシの当て方を確認すると、「こんなところ（クラスプ周辺）は磨いていなかった」とのことであった。再度、義歯の清掃方法について指導を行った（図8、9）。

3．義歯のプラークコントロール

　義歯の清掃には、義歯用ブラシによる機械的清掃と義歯洗浄剤による化学的清掃があり、基本は機械的清掃である。義歯洗浄剤による化学的洗浄は、機械的洗浄で落としきれなかったデンチャープラークの除去とカンジダ菌などの細菌の殺菌などを目的に行われる。機械的清掃が難しい部分としては、支持・維持装置と義歯床の境界部や人工歯と義歯床の境界部などの凹凸部、アタッチメントやクラスプなどのブラシが届きにくい複雑な構造部位などである（図10）。

　デンチャープラークは、ステインが付着したことによって粗造になった義歯表面や、大唾液腺開口部に近傍する義歯表面に形成された歯石様沈着物を足場として、さらに蓄積していく（図11）。

　義歯のプロフェッショナルケアでは、強力に付着したデンチャープラークや歯石様沈着物、ステインを効果的に除去するために、歯科医院専用義歯洗浄剤を用いた化学的清掃を行う（図12、13）。また、義歯表面の滑沢化を目的として、義歯研磨を行う。

　義歯装着高齢者のなかには、視力が低下し、かつ細かな手先の運動が困難となり、義歯の細部まで機械的清掃を十分に行えない方もいる。そのような場合は、義歯のプロフェッショナルケアをこまめに行う必要がある。

　義歯のプロフェッショナルケアは1～2ヵ月の間隔で行っている。セルフケアでは義歯用ブラシ、義歯洗浄剤、義歯抗菌スプレーを使用している（図14、15）。

　初診時70歳だった患者は、現在87歳。趣味で川柳を詠み、高齢者の集まりに積極的に参加し、

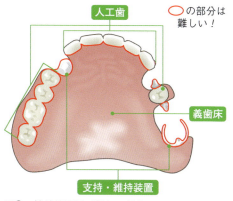

図❿ 機械的清掃が難しい部位

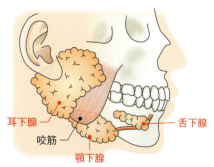

図⓫ 唾液腺の開口部に近い部位は、デンチャープラークが付着しやすい

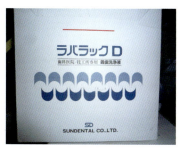

図⓬ 超音波洗浄器用義歯洗浄液（ラバラックD：サンデンタル）。義歯に付着したプラークやタンパク基質、着色などを短時間で強力に溶解、脱臭、洗浄する。防錆剤配合で、金属にも安心して使用できる

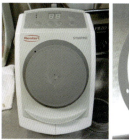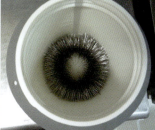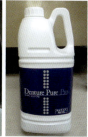

図⓭ シンプロと専用洗浄剤。35°に傾いた洗浄槽とクリーニングピンおよび専用洗浄剤で頑固に付着した歯石やプラークを機械的、化学的に除去する義歯洗浄器

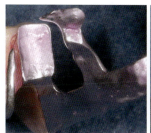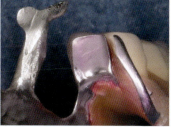

図⓮ 2018年8月10日。複雑な形態の金属部分も、きれいにプラークコントロールできている

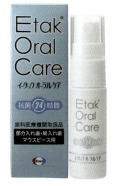

図⓯ マウスピース・義歯用抗菌スプレー（イータックオーラルケア：エーザイ）

97

車を運転して来院するなど、自立した生活を送っている。とても87歳には見えないが、義歯の清掃の際、勘違いして歯磨剤を付けて磨いていたり、老眼鏡を置き忘れたり、かぜをひくと長引くなどの変化が認められるようになった。このような加齢に伴う身体的変化（身体機能の低下、理解力・記憶力の低下、感覚機能の低下など）や精神的変化が現れた高齢者に、さらなるブラッシングテクニックの向上・維持を望むことは難しい。

高齢者一人ひとりの状態を正しく観察・診断し、できるだけプラークコントロールのよい状態を維持できるためには、適切な口腔衛生用品の処方と指導が大切であると考えている。

［宮下 徹、市川美由紀］

糖尿病患者のプラークコントロール

患者：72歳、男性
初診：2015年1月14日
主訴：右上の歯が欠けた。義歯が合わないので作り直したい
歯科的既往歴：2年前に他院で歯周治療の受診あり
全身的既往歴：狭心症（2014年に心臓バイパス手術）、高血圧症、糖尿病、糖尿病網膜症、緑内障
喫煙：なし
職業：無職

1．初診時の口腔内状態（図16）

重度慢性歯周炎で、臼歯部は咬合崩壊していた。多量のプラークの付着により、う蝕の多発と歯肉の発赤・腫脹・排膿・歯槽骨吸収を認めた。2年前に他院で歯周治療を受けていたが、心臓バイパス手術のために入院し、歯科受診を中断した。入院中は口腔清掃も義歯の装着もできなかった。歯科治療は主訴の解決だけを希望していたが、歯周組織検査を行い、カウンセリングを経て歯周治療を開始することとなった。

歯周病は糖尿病の第6の合併症であるとして関連が指摘されており、患者に歯周病と全身疾患との関連性、プラークコントロールの重要性を説明した。患者はその関連性を理解し、歯周治療に対して協力的になった。

2．処方した口腔衛生用品

初診時、厚くべっとりしたプラークの除去のために、ラウンド毛のタフト24S（オーラルケア）、歯磨剤は歯周炎の軽減のために殺菌剤IPMP配合のシステマデンタルペーストα（ライオン歯科材）、DENT.EX ウルトラフロスS（ライオン歯科材）を処方した（図17）。

歯周基本治療は、菌血症や敗血症を防ぐために、ブラッシングによる歯肉縁上のプラークコントロールの後、歯肉縁下のコントロール（SRP）を行った。歯周病に関する説明とブラッシングテクニックを繰り返し指導することで、少しずつ患者のプラークコントロールが向上した。しかし、苦手な部位として下顎臼歯部舌側が残り、これ以上の上

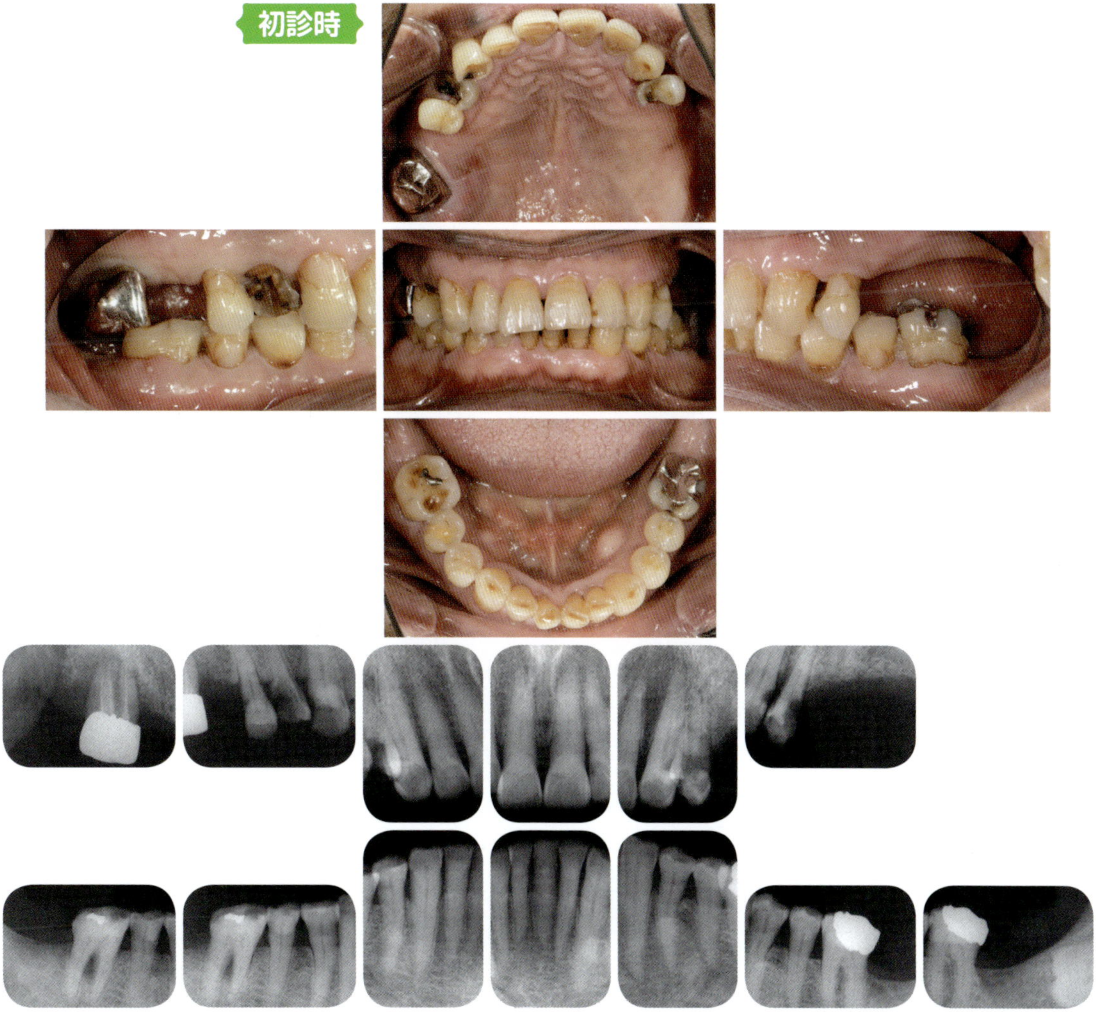

図⓰ 初診時の口腔内写真とデンタルX線写真（2015年1月14日）。4 3|間と|3 4間は、食片圧入によって歯間乳頭が押し下げられていた。4|は破折のために抜歯。PPDは深いところで13mm。PCRは98.9％、BOPは56.8％であった

達を見込めないと判断し、2016年2月にDENT. EX systema genki f（ライオン歯科材）に変更した。歯ブラシの変更により、幅広ヘッドで磨きやすくなり、患者はプラークコントロールに意欲的になった（図18）。現在、DENT.EX systema genki f、システマデンタルペーストα、DENT. EX ウルトラフロスSを使用し、口腔内は安定している（図17）。

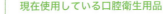

| 初診時に処方した口腔衛生用品 | → | 現在使用している口腔衛生用品 |

- タフト24S
- システマデンタルペーストα
- DENT.EX ウルトラフロス S

- DENT.EX systema genki f
- システマデンタルペーストα
- DENT.EX ウルトラフロス S

図⓱　初診時に処方した口腔衛生用品と現在使用している口腔衛生用品

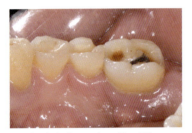
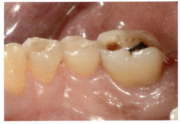
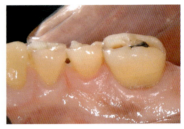

a：初診時（2015年1月14日）　　b：2016年3月8日　　c：2018年7月6日

図⓲a〜c　右下臼歯部舌側。プラークコントロールが苦手な部位で、現在は歯ブラシが届くようになったが、とくに6̅は根分岐部病変Ⅲ度で、歯肉縁下の定期的なプロフェッショナルケアが必要である。このことが、定期的なメインテナンスを受ける動機の一つとなっている

3．食生活習慣の変化

患者はもともと甘いものが好きで、奥様や友人と間食する機会が多かった。間食習慣や甘味の頻回摂取がプラークを増加させ、う蝕リスクを高めることを説明し、介入ごとに食生活習慣と口腔衛生状態の変化を観察した。歯周病に対する理解が深まって口腔内環境の変化が現れると、熱心に食生活改善に取り組み、間食習慣がなくなり、毎日奥様とウォーキングを始め、体重も減少した。

4．糖尿病と歯周病の関係
　　歯周治療はHbA1cの改善に有効か？

HbA1cは過去1〜2ヵ月の血糖値を示している。日本歯周病学会は『糖尿病患者に対する歯周治療ガイドライン2014』[4]のなかで、歯周治療はHbA1cの改善に有効であるとして推奨している（表1）。また、その解説として、「スケーリング・ルートプレーニング（SRP）と口腔衛生指導（抗菌療法併用・非併用）は治療3〜4か月後に統計学的に有意にHbA1cを0.4％（p=0.04）減少させると結論している。」と示唆している。また、「術前術後の抗菌薬投与とSRP、保存不可能歯の抜歯、フラップ手術等の包括的な歯周治療を行なった結果、3か月に0.5％もの HbA1c の統計学的に有意な改善を認めた。」とも指摘している。

一方、日本糖尿病学会は『糖尿病診療ガイドラ

表❶ 歯周治療はHbA1cの改善に有効か（参考文献4)より引用）

> 歯周治療によってHbA1cは統計学的に有意に0.36%改善するというランダム化比較試験のシステマティックレビューおよびメタアナリシスがある（レベル1）が、その効果に否定的な論文も存在する。ただし、その否定的な論文に対する反証も発表されているうえに、複数のメタアナリシスにおいて歯周治療による血糖コントロールの改善効果が支持されていることから、歯周治療が奏功する糖尿病患者群が存在すると考えられる。したがって糖尿病患者に対しては歯周治療が勧められる。　（推奨度グレードB）

表❷ 歯周治療は血糖コントロールの改善に有効か（参考文献5)より引用）

> **ステートメント**
> 2型糖尿病では歯周治療により血糖が改善する可能性があり、推奨される。
> 　　　　　　　　　　　　　　　　　［推奨グレードB］（合意率95%）

イン2016』[5)]のなかで、歯周治療が血糖コントロールの改善に及ぼす有効性について、ステートメントを表明している（**表2**）。また、同書で「メタアナリシスでは解析対象とする文献の相違があるものの、共通して歯周基本治療（主としてスケーリング・ルートプレーニング）の術後にHbA1cが統計学的に0.38～0.66%低下すると示されている。」と報告している。これらの効果は、糖尿病の薬剤1種類に匹敵するともいわれている。

5．患者の歯周治療とHbA1cの推移

初診日（2015年1月14日）までのHbA1cは、7.7～7.1と高い値であったが、当院に来院した直後から6.7前後を推移するようになった。さらに同年6月4日の計測時には、HbA1cが6.1にまで大きく低下した。SRP開始後に急激に血糖値が改善したことから、歯周基本治療が血糖値改善に影響を与えたと推測された（**図19**、**表3**）。その後、投薬内容が変更され、HbA1cは6.5前後で安定している。

6．現在の状態（図20）

セルフケアとプロフェッショナルケアによって歯周組織の炎症は改善し、安定しているが、6̄は根分岐部病変Ⅲ度（**図21**）でリスク部位である。患者は全身の健康管理として定期的にメインテナンスを受診し、現在もHbA1cは安定している。

［宮下 徹、橋爪由美子］

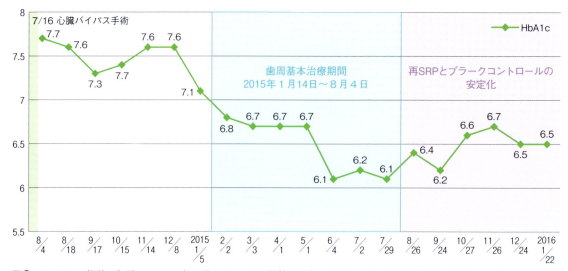

図⓳ HbA1cの推移。初診日は2015年1月14日。SRP開始は同年4月8日。HbA1cの低下は同年6月4日

表❸ 患者の歯周基本治療の治療経過とHbA1cの数値の推移。SRP開始から約2ヵ月後、HbA1cが低下して低血糖状態になった

2015年1月14日	初診	
1月27日	歯周精密検査1	初診前 HbA1c 7.0以上 2月2日〜5月1日 HbA1c 6.7前後
2月24日	ブラッシング指導	
3月2日	ブラッシング指導	
3月3〜7日	唾液検査	
4月8日	1〜4 SRP、SRP開始	
4月21日	2〜6 SRP	
5月27日	6 SRP	
6月5日	5〜3 SRP	6月4日〜7月29日に 急激なHbA1cの低下 HbA1c 6.1〜6.2
6月24日	5 3〜1、1 1 SRP	
7月9日	3 2 SRP	
8月4日	歯周精密検査2	
9月10日	6 再SRP	投薬内容の変更 HbA1c 6.5前後
9月25日	6 イリゲーション	
10月9日	6 イリゲーション	
11月17日	ブラッシング指導	
2016年1月6日	歯周精密検査3	

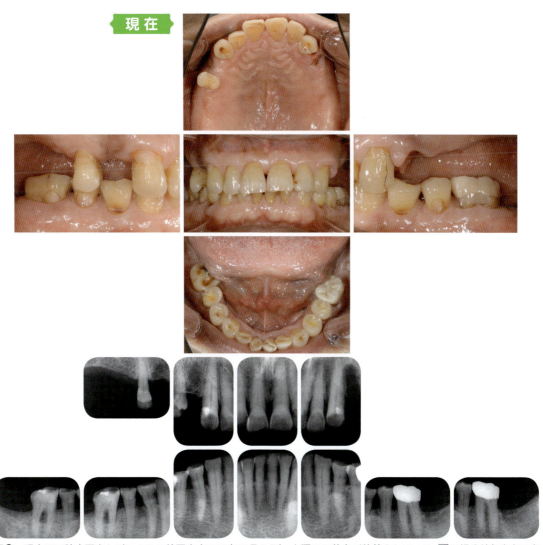

図⓴　現在の口腔内写真とデンタルX線写真（2018年7月6日）。上顎には義歯が装着されている。6⏋は根分岐部病変Ⅲ度、⏋4は歯根破折のために抜歯した。PPDは3mm以下。PCRは18.4%、BOPは7.0%

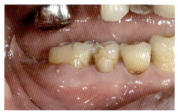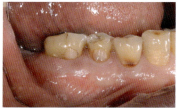
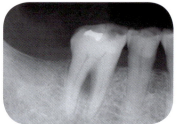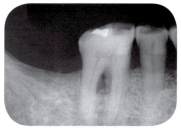

a：初診時（2015年1月14日）　　b：2018年7月6日

図㉑　口腔内写真とデンタルX線写真。2016年9月29日、6̄にSRPと歯周外科手術（エムドゲインによる再生療法）を行った。歯槽骨の再生を認めるが、まだⅢ度の根分岐部病変を認める。6̄はリスク部位として管理している

🌸 口腔乾燥症患者のプラークコントロール

患者：73歳、女性
初診：2009年3月5日
主訴：上前歯の裏側の歯肉がシクシク痛い。歯の健診をしてほしい
歯科的既往歴：以前から当院に通院していたが、歯周治療は受けておらず応急処置のみ
全身的既往歴：腰痛、めまい、口が乾く
喫煙：なし
職業：無職
性格：まじめで心配性。不安や不満をよく訴える
生活環境：一人暮らし（息子さん家族が遠方で暮らしている）。運転免許証を持っていない

1．初診時の口腔内状態（図22）

　全顎的に補綴処置がなされ、脱離したまま放置されている歯があった。歯肉に炎症があり、べっとりとしたプラークが付着し、根面う蝕の多発を認めた。舌背の発赤、舌乳頭の萎縮、舌の乾燥がみられた（図23）。これは、口腔乾燥症患者によくみられる舌の兆候である。

　患者は、「1年前くらいから口が乾いて話ができなくて切ない」と訴えていた。原因は不明だが、1年前に車の運転をしていたご主人に先立たれ、不安で寂しくストレスを抱えていた。唾液分泌量は0.3mL/分で非常に少なく、つねに歯に付きに

初診時

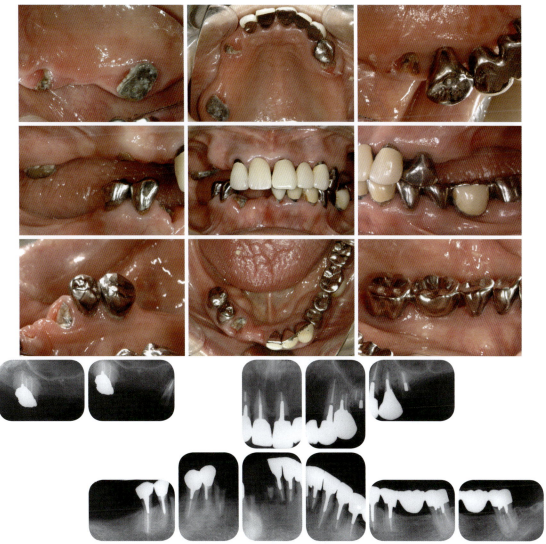

図❷　初診時の口腔内写真とデンタルX線写真（2009年4月1日）。根面う蝕が多く、歯肉は発赤・腫脹していた。著しい歯槽骨吸収は認められなかった。PPDは深い部位で4〜5mm。BOPは47.6％

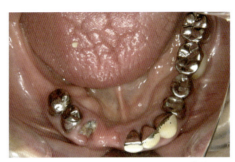

図❷ 舌の所見。舌背の発赤、舌乳頭の萎縮、舌の乾燥を認めた

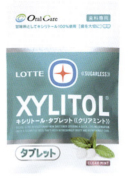

図❷ キシリトール・タブレット（クリアミント：オーラルケア）

くいガム（砂糖含有）を噛んでいた。唾液検査の結果は、SM菌・LB菌ともにハイリスク、緩衝能ハイリスク、歯周病原細菌リスクであった。飲食回数は1日5回で、フッ化物は使用していなかった。この口腔内状態は、甘味の頻回摂取、唾液分泌量の低下、プラークコントロールの知識不足によるものと考えた。

2．甘味の頻回摂取への対応

このような食習慣を続けると繰り返しう蝕になることを説明し、残存歯を守るために間食を制限する必要があると伝えた。その結果、患者は近所付き合い以外では間食を止めた。

常用していた砂糖含有のガムはう蝕の原因であると説明し、口腔乾燥時はキシリトール100％のキシリトール・タブレット（クリアミント：オーラルケア、図24）を1回2粒舐めるように処方した（2009年7月）。タブレットを処方する際は患者に試食してもらい、唾液分泌の状態と患者の嗜好に合って継続摂取できるかを確認している。

3．唾液分泌量低下への対応

初診時の口腔内写真撮影ではミラーが頰粘膜にくっついて痛い、歯磨剤が歯肉にしみる、歯ブラシの毛先が歯肉に当たると痛いという状態であった。前述のクリアミントの摂取以外に、こまめに水分を口に含ませること、口と舌のストレッチ（図25）の継続を指導した。

2015年8月、「口が乾いて痛く、薬局で口内炎の薬を買ったがよくならない」という訴えがあった。2015年3月26日から、腰痛の投薬としてリリカ®カプセル25mg（プレガバリン）、ボナロン®錠35mg（ビスホスホネート製剤）、エディロール®カプセル0.75μg（活性型ビタミンD3製剤）が処方されていた。3種類とも副作用として口腔乾燥があり、その影響で症状が強くなったと考えられた。内服後、めまいの症状が起こり、リリカ®カプセル25mgは中止された。当院では、タ

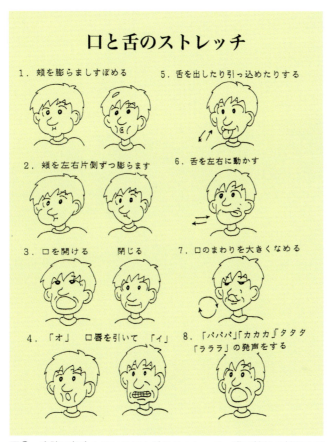

図㉕　当院で紹介している口と舌のストレッチ。嚥下機能の低下や唾液分泌量の低下の症状がみられる患者に指導している

ブレットに加えてコンクールマウスリンスとコンクールマウスジェル（いずれもウエルテック）を処方した（**図26**）。マウスリンスは他の洗口剤との区別ができず、定着は難しかった。マウスジェルは携帯しやすく、使用方法も簡単で、クリアミントとともに使用を継続している。

4．プラークコントロールの知識不足への対応

　一生懸命に磨こうという気持ちからブラッシング圧が強くなり、磨くと歯肉が痛く、出血する。ブラッシング圧を弱めたほうが痛みがなく、プラークも十分に落とせることを説明した。
　初診時、べっとりとついたプラークを落とすためラウンド毛のタフト24S（オーラルケア）、ジェ

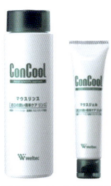

図㉖　左：コンクールマウスリンス、右：コンクールマウスジェル（ともにウエルテック）。処方する際、たとえとして「マウスリンスは潤いを与える化粧水のようなもの、マウスジェルは保湿する乳液のようなもの」と伝え、それぞれの違いを理解しやすいように説明している

初診時に処方した口腔衛生用品
- タフト24S
- ジェルコート F
  塩酸クロルヘキシジンとフッ化ナトリウム配合
- レノビーゴ
  フッ化物配合スプレー

追加した口腔衛生用品
- DENT.EX 歯間ブラシ SS
- コンクール F
  グルコン酸クロルヘキシジン配合含嗽剤

図㉗　初診時に処方した口腔衛生用品と追加した口腔衛生用品

ルコート F（ウエルテック）を処方した（**図27**）。ご主人が使用していたフッ化物配合スプレー（レノビーゴ：ゾンネボード製薬）を進んで使用していたので継続とした。

2009年7月、患者から「丁寧に磨くようになると、間食しなくなるね」という発言があり、口腔内の爽快感がプラークコントロール習慣の動機づけになった。ブラッシング圧は来院のたびに繰り返し確認した。追加で DENT.EX 歯間ブラシ SS（ライオン歯科材）、コンクール F（ウエルテック）を処方した。

5．現在の状態

患者は現在83歳。歯肉の炎症はなく、安定している（**図28**）。唾液分泌量は0.4mL／分。舌は、初診と比べてわずかだが潤いがあり、舌背の発赤や舌乳頭の萎縮、舌の乾燥に変化を認める（**図29**）。現在、内科の投薬に口腔乾燥を副作用とするボナロン®錠35mg（ビスホスホネート製剤）、エディロール®カプセル0.75μg（活性型ビタミンD3製剤）、デパス®錠0.5mg（ベンゾジアゼピン系抗不安薬）があるため、唾液分泌量と患者の訴えに注意が必要である。

現在（**図30**）は、毛が軟らかく歯肉を傷めないタフト24SS（オーラルケア）、Check-Up ルートケア（ライオン歯科材）、DENT.EX 歯間ブラシ SS と S、コンクールマウスリンス、マウスジェル、レノビーゴ（ゾンネボード製薬）、クリアミント（オーラルケア）を使用している。フッ

現在

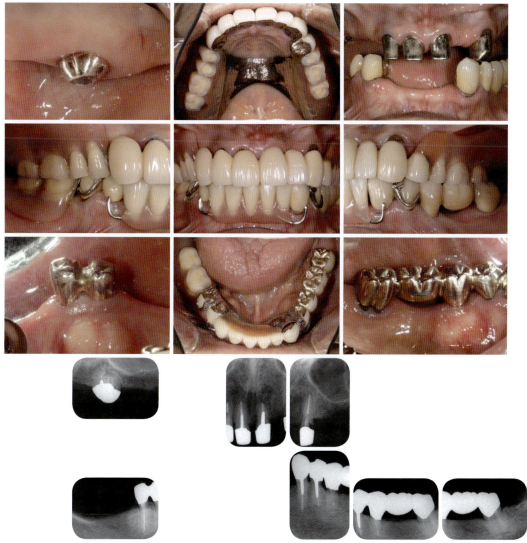

図㉘ 現在の口腔内写真とデンタルX線写真（2017年3月27日）。歯肉や歯槽骨の状態は安定している。|3は破折のために抜歯。|1は磁性アタッチメントを装着。PPDは1〜3㎜、BOPは19.7%

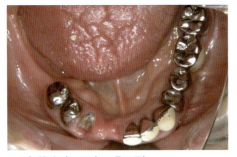 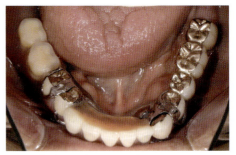

a:初診時(2009年4月1日)　　　　　　　　b:現在(2017年3月27日)

図❷　舌の所見。舌乳頭の萎縮もやや改善し、わずかだが潤いを感じる。現在の唾液分泌量は0.4mL/分と少ない

化物配合の洗口液の導入を検討したが、洗口液が増えると使用の区別ができないため、使い慣れたフッ化物配合スプレーの継続を優先した。

　患者は最寄りのバス停まで歩くのが困難になり、地域の送迎ボランティアを利用して通院している。毎回来院時に腰痛と足の痺れを訴え、通院を諦める発言が多いが、励まして来院を促している。「メインテナンスがう蝕予防になる」。それが来院の動機になっている。

　高齢者のプラークコントロールでは、オーラルフレイルや全身疾患と内服薬による薬害などが口腔に影響を及ぼすため、それらを考慮した口腔衛生指導と口腔衛生用品の処方が必要となる。柔軟に根気よく対応し、本人や家族が口腔衛生用品の使用目的と使用方法を覚えやすく、使いやすいものを優先して処方するとよい。また、継続して通院することはフレイル予防の一つと考え、できるかぎり通院するように励まし、困難になった場合には訪問歯科診療に移行できるように、医療者側の態勢づくりも必要である。

[宮下　徹、橋爪由美子]

【参考文献】
1) 鈴木隆雄,他:後期高齢者の保健事業のあり方に関する研究. https://www.mhlw.go.jp/file/05-Shingikai-12601000-Seisakutoukatsukan-Sanjikanshitsu_Shakaihoshoutantou/0000125471.pdf.
2) 今野昭義,伊藤永子,岡本美孝:加齢による唾液腺の変化と口内乾燥症. 日本耳鼻咽喉科学会会報, 91(11):1837-1846, 1988.
3) 前畑　香:デンチャーメインテナンス. デンタルダイヤモンド社,東京,2017.
4) 日本歯周病学会(編):糖尿病患者に対する歯周治療ガイドライン改訂第2版. 医歯薬出版,東京,2014.
5) 日本糖尿病学会(編著):糖尿病診療ガイドライン2016. 南江堂,東京,2016.

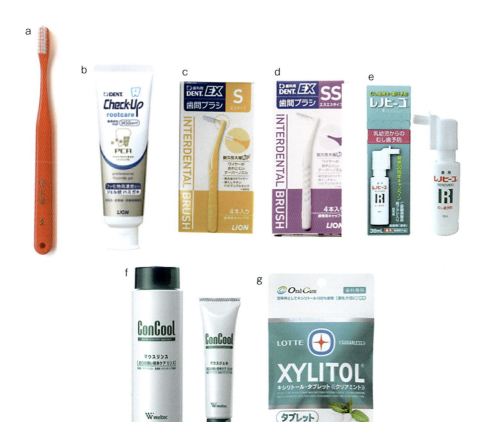

図❸ 現在使用している口腔衛生用品。a：タフト24SS（オーラルケア）、b：Check-Up ルートケア（ライオン歯科材）、c：DENT.EX 歯間ブラシS、d：同、SS（いずれもライオン歯科材）、e：レノビーゴ（ゾンネボード製薬）、f：コンクールマウスリンス、マウスジェル（いずれもウエルテック）、g：クリアミント（オーラルケア）

10 歯肉縁下のプラークコントロールの重要性
34年間の変遷

　患者は初診時（1984年4月16日）、30歳の女性で、右下奥歯が冷たいものと熱いものがしみるという主訴で来院した。口腔内は重度の歯周炎に罹患していた（図1）が、当時の当院における歯周治療は歯肉縁上スケーリングとブラッシング指導のみで、歯肉縁下の処置を施すことなく治療は終了した。

　3年後（1987年5月27日）、前歯がグラグラするという主訴で再来院した。口腔内は歯周炎が増悪し、咬合崩壊が始まっていた（図2）。これは、1984年の来院時に歯肉縁下のプラークコントロールとその後定期健診がなされなかったために、3年間で歯周炎が進行し、歯槽骨吸収が著しく進行したと考えられる。

　1987年5月27日時点で、当院の歯周治療の態勢は歯肉縁下処置も行っており、歯肉縁上および歯肉縁下のプラークコントロール（SRPと歯周外科手術）を行うことができた。2｜は自然脱落、｜1

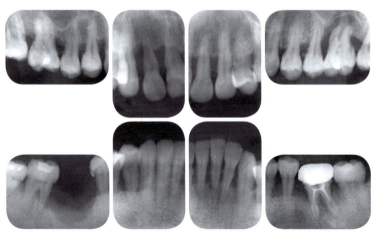

図❶　初診時のデンタルX線写真（1984年4月16日）。30歳、女性。重度の歯周炎で多量の歯肉縁下歯石と歯槽骨吸収が認められたが、当時の当院は歯肉縁下の対応ができなかった。左上と右下臼歯部にブリッジを装着し、治療を終了した

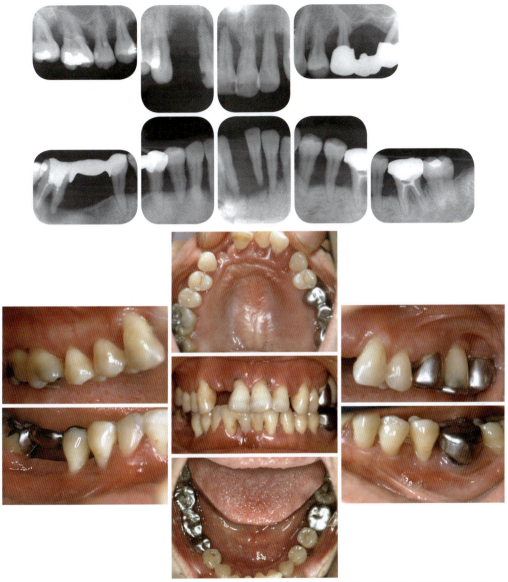

図❷ 再初診時のデンタルX線写真と口腔内写真（1987年5月27日）。初診から3年後、歯槽骨吸収が著しく、2|、|1は自然脱落している（|1は自然脱落後、応急処置でレジン歯を接着している）。歯肉縁下の処置ができていないため、歯周炎が急速に進行したと推察された。歯肉は強い炎症状態で、発赤・腫脹、そして咀嚼機能障害を認めた

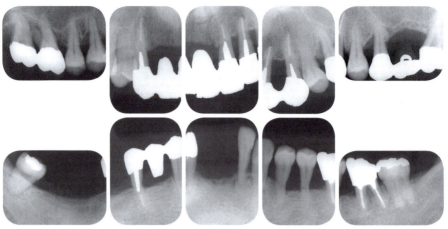

図❸　補綴処置終了時のデンタルX線写真（1990年2月6日）

の歯槽骨は根尖近くまで吸収し、保存不可能のため抜歯して、ブリッジを装着した。7 2|1は抜歯して、部分床義歯を装着した（図3）。

 口腔衛生用品の処方

初診時は1日1回、寝る前の歯磨き習慣だけだった。処方した歯ブラシはPHB（T&K）で、磨くと多量に出血した。1987年に処方した口腔衛生用品はプロスペックSoft（ジーシー）で、1日3回、十分な時間をとって磨くようになり、口腔内は改善に向かった（図3）。

現在に至るまでの間、義母の入院と介護で歯磨きが後回しになったり、パート勤務で歯磨き時間が短くなることはあったが、歯科受診は途切れなかった（図4、5）。

根面う蝕予防対策として、甘味摂取のコントロールとセルフケアでフッ化物を使用している。現在の口腔衛生用品は、DENT.EX systema genki f（ライオン歯科材）、歯間ブラシはプロスペックのLサイズ（ジーシー）、歯磨剤はシステマデンタルペーストα（ライオン歯科材）、フッ化物はバトラーF洗口液（サンスター）である。DENT.EX systema genki fは、ヘッドが幅広で毛先はスーパーテーパード毛のため、露出した歯根面と歯冠を大きく包み込むように磨くことができ、根面を傷つけにくい。

 プラークコントロールの継続

当院の不備で、初診時から3年で咬合が崩壊するほど歯周炎が悪化したが、その後は適切な歯周治療を行い、歯肉縁上・縁下のプラークコントロールを継続して口腔内環境を管理することで、34年経過した（図6）。

現在64歳となった患者は、初診時よりも健康的

初診時

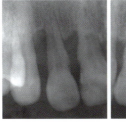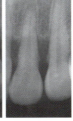

a：初診時（1984年4月16日）。スケーリングのみ実施

3年後

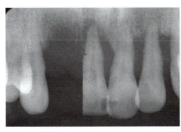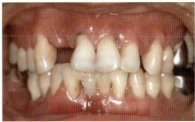

b：1987年5月27日。初診時に歯肉縁下の処置を行わなかったため、3年間で歯周炎が急速に悪化した

6年後

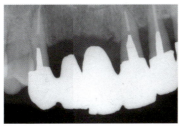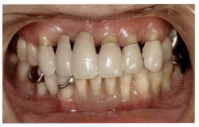

c：最終補綴処置時（1990年2月6日）。1987年から歯肉縁上・縁下のプラークコントロールを行った結果、口腔の健康は回復した

現在

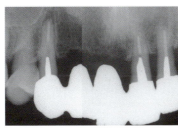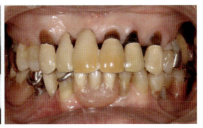

d：2018年1月16日。歯の変色を認めるが、咬合機能に変化はなく、何でも食べられる

図❹a～d　正面観の経過、34年間の変遷

初診時

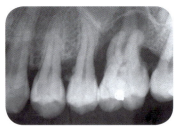

a：初診時（1984年4月16日）。スケーリングのみ実施

3年後

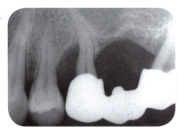 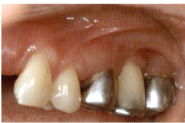

b：1987年5月27日。初診時に歯肉縁下の処置を行わなかったため、|5近心に垂直性骨吸収を発症した

5年後

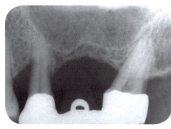 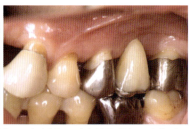

c：1989年4月13日。歯肉縁下処置後は、|5近心の垂直性骨吸収の改善がみられる（非外科処置、SRPのみ）

現在

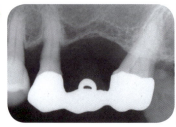 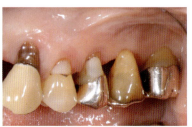

d：2018年1月16日。歯槽硬線が明瞭になり、歯槽骨は安定している

図❺a～d　左上臼歯部の経過、34年間の変遷

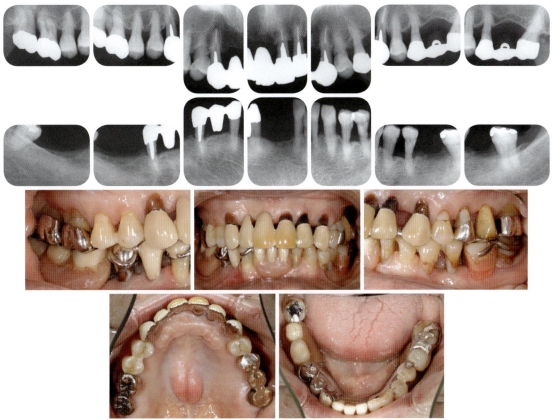

図❻　現在のデンタルX線写真と口腔内写真（2018年1月16日）。34年経過した現在、中断なく3ヵ月ごとのメインテナンスに来院している。6は歯の破折で抜歯となったが、他に大きなトラブルはなく、安定した状態である

な口腔環境を維持し、全身疾患もなく、健康な状態を維持している。また、患者の家族全員が当院をかかりつけ歯科医院としており、口腔管理の重要性が家族にも拡がっている。

歯周治療は、患者の長い人生に寄り添い、ともに歩む医療である。われわれ医療者側は口腔にかぎらず、患者の風貌や生活環境、心身、全身疾患まで、あらゆる変化をみつけられる非常に重要な立場にある。患者と親しくかかわり、その一生が健康で充実したものとなるように、患者のQOL向上に努めていきたい。

［宮下 徹、橋爪由美子］

11 歯肉を退縮させない指導を意識した長期2症例

本項では、口腔内の健康を取り戻し、安定した状態を長期的に維持している症例を提示し、歯ブラシや口腔衛生用品でプラークを落とすだけではなく、歯肉を退縮させずに自然な形態を保つことを意識する重要性について述べたい。

 症例1

Keyword 少ない歯肉の退縮・歯牙移植とブリッジ・遊離歯肉移植術

1．初診（1997年6月30日）

患者は初診時35歳の女性で、「右上奥歯が痛い、むし歯を全部治したい」との主訴で来院した（図1）。8|8、7|6は大きなう蝕で歯冠が崩壊しており、抜歯が必要であった。全身状態はとくに問題がない非喫煙者で、主婦でパート勤務をしていた。性格は非常に穏やかで、こちらの指導をきちんと聞いてくれるまじめな方であった。

歯磨き習慣は1日1〜2回、スーパーなどで購入した市販の歯ブラシで強めにブラッシングしていた。このままのブラッシング方法では歯肉に傷を作り、歯肉退縮して歯根露出を招き、不自然な歯肉形態になること、象牙質知覚過敏や歯根の摩耗、根面う蝕が生じやすくなることを説明した。

そこでGVK3.07ソフト（ケーオーデンタル）を処方し、ブラッシング圧に注意して細かなストロークで磨くように指導した。初診時は抜歯とブラッシング指導のみを行い、診査・診断と治療計画の立案および患者への説明に十分に時間をかけ、初診から3ヵ月後に治療を開始した。

2．歯周基本治療開始（1997年10月1日）

初診から3ヵ月後、再来院（図2、3）。プラークの付着はほとんどなく、歯肉縁下歯石が露見してきており、患者が熱心にブラッシングに取り組んでいたことがわかった。5 4|4 5の歯頸部は歯肉退縮し、楔状欠損になっていた。PPDは上下大臼歯部で最大5mmとBOP（＋）、1|1間はPPD 7mmとBOP（＋）であった。

1|1間には垂直性骨吸収が認められたが、他の部位の骨吸収は少なかった。多くの歯が修復されており、1|1 7は失活歯であった。

3．補綴計画の立案

臼歯部咬合を確保するため、|8を|7相当部へ自家歯牙移植し、⑦⑥⑤ブリッジで補綴する計画を立てた。その前処置として、7 6 5|部歯槽頂部から頬側にかけて角化歯肉が不足していたため、上顎口蓋からの遊離歯肉移植術を行うこととした

症例1

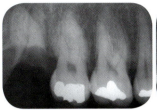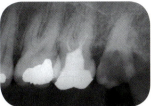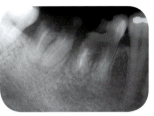

図❶　初診時のデンタルX線写真（1997年6月30日）。35歳、女性。8|8、7 6|は大きなう蝕で歯冠が崩壊しており、抜歯を行った

（図4）。

臼歯部咬合の確保によって前歯部から反対側の咬合力負担を減少させること、遊離歯肉移植術によって7 6 5|部の歯肉退縮の防止を図り、メインテナンスしやすい歯肉の形態を作ることが目的であった（図5）。歯周基本治療では歯石が非常に硬く、SRPに時間を要した。1|近心の歯周ポケットが、初診時PPD 7 mm、BOP（＋）から再評価時PPD 5 mm、BOP（－）と変化したため、歯周外科手術は行わず、メインテナンスへ移行した（図6）。

4．メインテナンス移行（1998年12月24日）

図7、8は、治療終了後5年経過時である。プラークの除去は非常にうまく行っていたが、ややブラッシング圧が強くなる傾向があった。メインテナンスのたびに歯肉が退縮せず、自然な形態に回復することを意識してブラッシング圧を弱めることと、歯ブラシの毛先を歯肉に向けず、歯面に垂直に当てること（Right Angle法）を指導した。1|1間は歯周ポケットの改善がみられ、歯槽骨は安定してきており、臼歯部の歯周状態も問題はなかった。

初診時より、歯周基本治療中の歯ブラシはGVK 3.07ソフト、臼歯部歯間部にはプラークが残りやすいため、プロクトインターデンタルブラシ（SS）を使用していた。歯間ブラシによる歯間乳頭の退縮を防止するため、1999年4月、歯間ブラシの使用を中止し、デンタルフロスへ変更した。歯ブラシは、毛先が軟らかくてヘッドの先が細く、臼歯部の奥まで届きやすいプローデント666（プロキシデント）へ変更し、指導した（図9）。8|舌側は歯ブラシの毛先が届きにくく、プラークがつねに残っているため、タフトブラシP-cureソフト（オーラルケア）を処方した。

5．現在（2018年2月8日）

歯肉の炎症はまったくなく、弾力のある健康な状態を保っている（図10）。臼歯部の一部にPPD 3 mmがあるものの、その他はPPD 2 mm以下、BOP（－）である。上顎前歯部はメインテナンス時に前方・側方運動時の咬合関係を確認し、1|

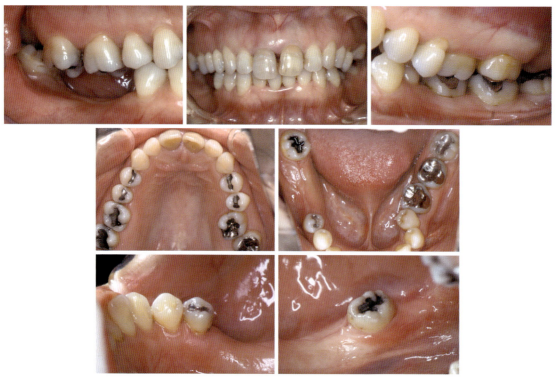

図❷ 初診から3ヵ月後、歯周基本治療開始時の口腔内写真（1997年10月1日）。すでにプラークの付着はほとんどなく、歯肉縁下歯石が認められた。5 4|4 5 は歯肉退縮しており、楔状欠損が認められた。PPDは上下大臼歯部で最大5mm、BOP（＋）、1|1間はPPD 7mm、BOP（＋）であった

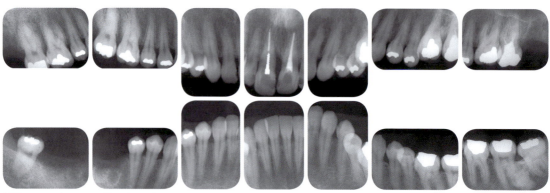

図❸ 同、デンタルX線写真。1|1間に垂直性骨欠損が認められたが、他の部位の骨吸収は少なかった

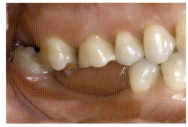
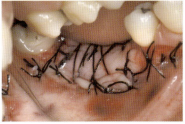
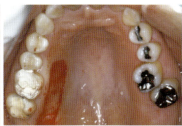

図❹ 遊離歯肉移植術時の口腔内写真（1998年1月30日）

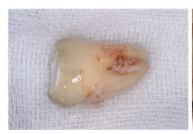
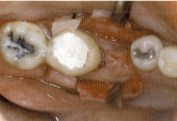
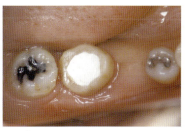

図❺ 左・中央：自家歯牙移植中、右：術後約1ヵ月の口腔内写真（1998年3月13日）

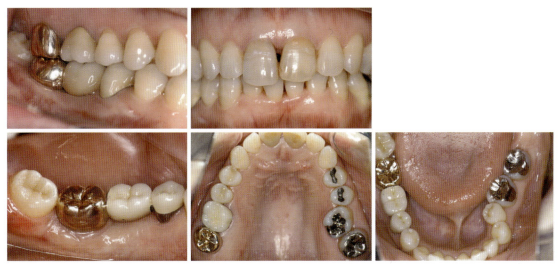

図❻ メインテナンス移行時の口腔内写真（1998年12月24日）。歯周基本治療終了後、⑦6⑤ブリッジでの補綴のほか、
7|6 急性歯髄炎のために歯内療法と歯冠補綴を行い、上顎前歯部にはコンポジットレジン（CR）を充填した

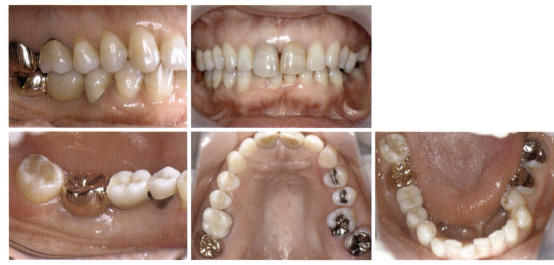

図❼　メインテナンス中の口腔内写真（2003年4月25日）

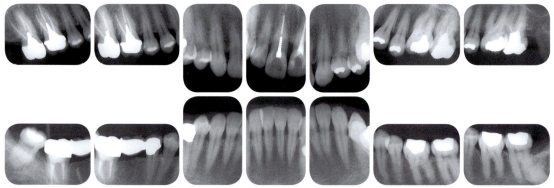

図❽　同、デンタルX線写真

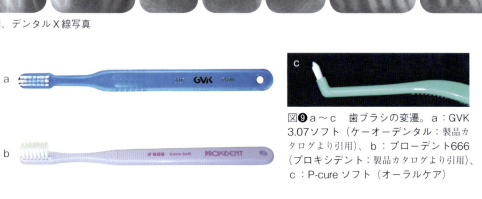

図❾ a〜c　歯ブラシの変遷。a：GVK 3.07ソフト（ケーオーデンタル：製品カタログより引用）、b：プローデント666（プロキシデント：製品カタログより引用）、c：P-cure ソフト（オーラルケア）

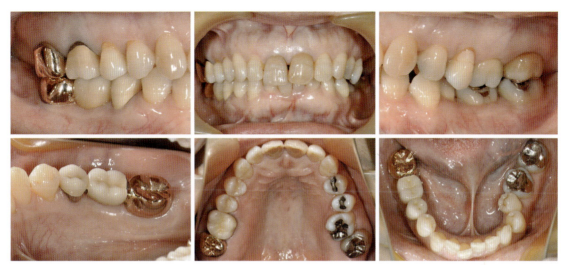

図⓰ 2018年2月8日の口腔内写真。歯肉の炎症はなく良好。8̄はメインテナンス中もプラークが残り、う蝕となったため、2015年に抜歯した

の咬合調整を行っている。歯冠修復物も良好な状態で、歯列の連続性と臼歯部咬合を確保している。

歯周基本治療によって健康を回復した歯肉を、ほぼ変化なく20年間維持している。メインテナンス期間が長期になると、加齢や全身状態、生活環境などの変化によって口腔内もさまざまに変貌する。とくに根面の露出と唾液量の減少により、根面う蝕のリスクが増加するため、可能なかぎり歯肉退縮を抑制するブラッシングが求められる（図11～13）。

現在、活動時の唾液量は1.4mL／分であるが、唾液の量を定期的に測定し、減少時には唾液腺マッサージや口腔周囲筋のストレッチなどを行って、唾液量を維持することも重要である。

 症例2

Keyword 強いブラッシング圧・甘味指導・歯肉退縮とクリーピング・禁煙

1．初診（2002年8月3日）

患者は初診時32歳の男性で、「前歯の詰め物が取れたので付けてほしい。前歯の色も気になる」という主訴で来院した（図14、15）。口腔内にはう蝕治療痕、失活歯、根尖病変、二次う蝕を多数認めた。一方、歯槽骨の吸収は7̄遠心を除いて、垂直性の骨吸収は認められなかった。また、歯の着色や喫煙（1日10本／10年間）による歯肉への色素沈着、電動歯ブラシの毛先を過度に押しつけることによって起こった歯肉の退縮が、3|3および3̄|3̄に顕著であった。PPDは最大3㎜で、

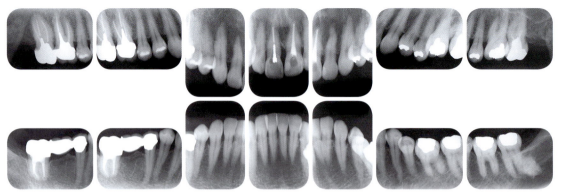

図⓫ 2018年1月のデンタルX線写真。歯槽骨の状態に変化はなく、7|部への右下移植歯周囲も含めて安定している。根尖の状態や歯冠修復の状態にも問題は認められない

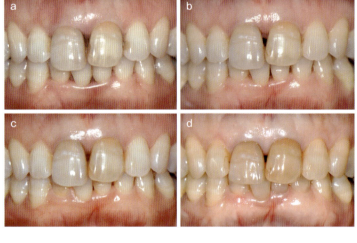

図⓬ a〜d 初診から現在までの前歯部の比較。a：初診時（1997年10月1日）。b：メインテナンス移行時（1998年12月24日）。上顎・下顎の前歯部の歯間鼓形空隙が空いていた。c：2003年4月25日。歯間乳頭が歯間鼓形空隙を埋め始めた。d：現在（2018年2月8日）、空隙は1|1間に小さく残るのみとなった。上下の犬歯・小臼歯部の歯肉の変化はほとんどみられない

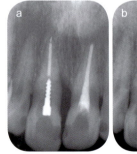
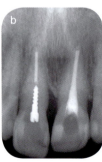
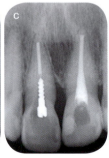

図⓭ a〜c 初診から現在までの1|1デンタルX線写真の比較。a：初診時（1997年10月1日）、b：2009年10月、c：現在（2018年1月）。現在、1|近心の骨欠損は回復し、安定している

症例2

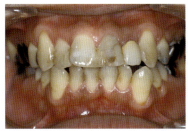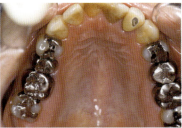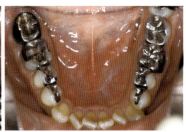

図⓮　初診時の口腔内写真（2002年8月3日）。32歳、男性

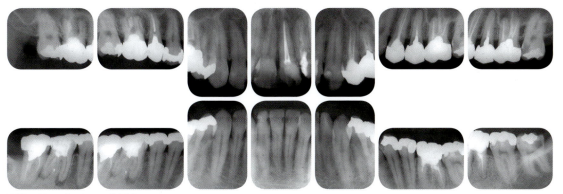

図⓯　同、デンタルX線写真

全顎的にBOP（+）であった。職業は会社員、性格はまじめで、骨腫瘍切除手術の既往があった。趣味は車いすバスケットボールをすることで、甘いものが好きで、アイスクリームを1日1個以上食べたり、スポーツドリンクを多飲しており、ガムもよく噛むとのことであった。

図16は、処方した歯ブラシである。

2．歯周基本治療開始（2002年8月17日）

歯磨き習慣は、2～3年前から電動歯ブラシを使用しており、1日1回、3分程度であった。歯周基本治療中に、まずは強いブラッシング圧を弱めるために、毛先が長くて軟らかい歯ブラシであるプローデント777を処方した。すぐに毛先が拡がってしまったため、軟らかさはあるが、毛先が少し短く拡がりにくいプローデント666に変更した。

ブラッシング圧がコントロールできるようになった2003年から再びプローデント777を使用し、現在も継続している。歯間ブラシは使用せず、デンタルフロスのみ処方した。

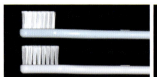 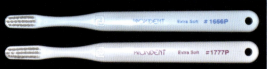

図⓰ 処方した歯ブラシ。プローデント666（上段：水色）と777（下段：白）［いずれもプロキシデント］

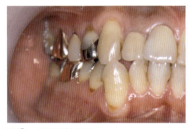 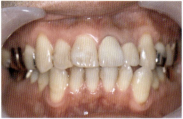 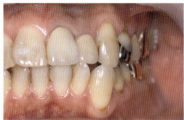

図⓱ 2006年2月

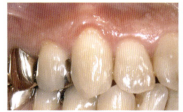 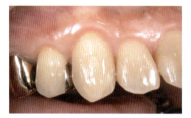 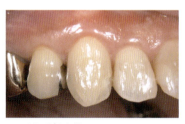

a：2010年10月　　　　　　　b：2011年12月　　　　　　　c：2012年1月

図⓲ a〜c 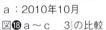3|の比較

　治療開始後、ブラッシング習慣が1日3回に増え、2003年2月より禁煙し、甘味摂取が減少したことで、口腔内は清潔な状態となってきているが、まだブラッシング圧を抑えられていない。このころの指導は、ブラッシング圧を弱くし、毛先を歯面に対して垂直に当てること（Right Angle法）を意識してもらった（図17）。

　2012年ごろになると、ようやく犬歯部の歯肉が元に戻り始めた（図18）。

3．現在（2018年2月）

　現在はブラッシング圧のコントロールが上手になり、Right Angle法のブラッシングが定着し、歯面に残るプラークはほとんどない。退縮していた3|3および3|3の唇側歯肉が歯根を被い、自然な形態になっており、根面う蝕のリスクが減少した（図19）。現在は甘味をほとんど口にせず、禁煙も継続しており、全身状態も安定している。

　歯周治療やう蝕治療を終了して14年、CR充填の再修復や、6|近心根の歯根端切除術を行った

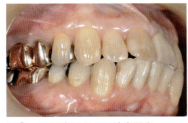
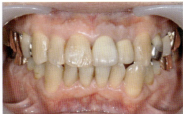
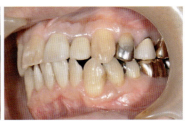

図⑲　2018年2月の口腔内写真

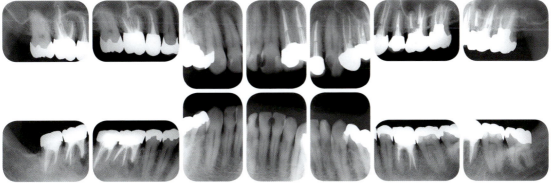

図⑳　2018年1月のデンタルX線写真

が、7┐遠心の垂直性骨吸収は改善し、他の部位の歯槽骨も安定している（図20）。

　当院の長期メインテナンスの症例のなかには、唾液量の減少や歯根露出によってう蝕のリスクが増大し、ブラッシングを熱心に行っていても根面う蝕となるケースも存在する。患者が終生自分の口腔から食事を摂り、質の高い生活を送るためには、第一に歯周病やう蝕の発症環境を理解し、歯肉縁上・縁下の細菌を可能なかぎり減少させることが必要である。さらに、治療やメインテナンスを通じて、禁煙や甘味の摂取制限など、口腔内か

ら全身へと関心を拡げて健康意識をもち続けることが重要となる。加えて、歯根が露出して象牙質知覚過敏や根面う蝕を発症させないためには、歯肉退縮を抑制し、自然な形態を保つための歯ブラシの選択とブラッシング方法を患者と共有していくことが、長期的な視点に立ったプラークコントロールではないかと考えている。

［内川宗敏、成田裕子、荒井雅代］

【参考文献】
1）日本歯周病学会（編）：歯周治療の指針2015．医歯薬出版，東京，2016．
2）金子　至，下野正基（編著）：歯肉を読み解く　臨床×病理の眼から歯肉の"なぜ"にこたえます！．デンタルハイジーン別冊，2014．

12　"自律的健康観"の獲得

　当院には、以下に挙げる1～4の「診療の姿勢」がある。

1. 治療方法は患者が決める
　治療を受ける患者は十分な情報を提供されたうえで、「どうしたいのか」、「どのようになりたいのか」を自ら決めることが重要である。このことは、患者に「自分で決められる」という安心感と、「自分が決めた」という緊張感をもたらす。患者と歯科医院との信頼関係を築くとともに、長い付き合いをしていくうえで大切なことと考えている。

2. 保存できそうな歯は、リスクを伝えたうえで極力保存に努める
　多くの患者は、「自分の歯が残せるなら残したい」と思っている。患者の歯を何とか守ろうとする歯科医院側の姿勢に患者は信頼を寄せ、自分の口腔の健康管理を任せる気持ちになってくれる。

　ただし、歯の保存に努めるうえで、事前にリスクを伝えておくことが重要である。それにより、患者は「歯を失う」危機感を維持し、メインテナンスの中断を防ぐ。実際にトラブルが発生しても信頼関係を失いにくく、「言われたとおりになった」と、かえって信頼が高まることさえある。

3. 患者のライフステージに配慮する
　進学や就職、結婚や子育て、退職や親の介護など、患者にはライフステージによってさまざまな事情がある。個々の事情を歯科医院が把握し、患者側に立った最良の方法を考え、加齢という難題にも対応していくためにも継続したメインテナンスが必要で、さらに患者との信頼関係が深まると考えている。

4. 自分の健康は自分で守るという"自律的健康観"の獲得を目標とする
　治療からその後のメインテナンスへと継続して通院することで、"自律的健康観"を育むように指導する。獲得した"自律的健康観"が、患者から家族へ、そして社会へと広がるように努める。患者にとって必要な情報を"繰り返し伝えていく"、"伝えることをあきらめない"ことが大切である。

　以上のような「診療の姿勢」を基本に、当院の治療は成り立っている。当院では、ハガキによる"リコールのお知らせ"は行っていない。自分の健康を自分で管理するのは当然であり、あくまでも「歯を守る」主役は患者で、当院は脇役（できれば名脇役）であるというスタンスを保ちたいと考えている。

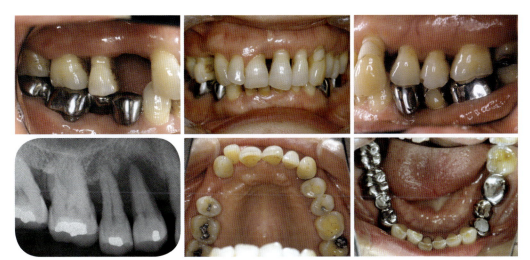

図❶ 初診時の口腔内写真および 4| のデンタルX線写真（1987年6月26日）。唇頬側の辺縁歯肉は退縮し、歯間部および口蓋側歯肉には強い炎症が認められた。また、臼歯部には著しい咬耗がみられた。4| は同日に抜歯となった

症例：継続的なメインテナンスで31年間歯列を保全

Keyword 歯周治療・メインテナンス・歯列の保全

患者：55歳、女性

生年月日：1932年1月16日

初診：1987年6月26日

主訴：4| が動揺して噛めない

全身的既往歴：特記事項なし（薬剤の服用もなし）。非喫煙者

歯科的既往歴：若いころは歯で困ったことはなかったが、40代後半から硬いものが噛みにくくなった。50歳を過ぎたころから歯の動揺が増し、とくに 4| の動揺が著しくなったために来院。初診時に動揺の著しかった 4| を抜歯し、3日後に歯周組織検査を行い、歯周治療がスタートした

経過：31年（2018年2月15日、86歳）

1．口腔内所見

　唇頬側の辺縁歯肉には、不適切なブラッシングによる歯肉退縮が認められた。歯間部および口蓋側の辺縁歯肉には、プラークによると思われる強い炎症が認められた。下顎両側臼歯部の補綴物は不適合で、プラークコントロールの障害となっていた。臼歯部には著しい咬耗が認められ、前歯部は過蓋咬合であった。下顎側方運動時のガイドは $\frac{3|3}{32|23}$ であった（図1）。

2．X線所見

　全顎的に歯根の1/3～2/3に及ぶ歯槽骨吸収が

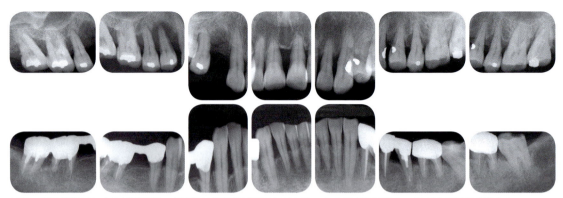

図❷　初診時のデンタルX線写真。全顎的に歯槽骨が吸収しており、とくに上顎は著しい垂直性骨吸収を認めた

根分岐部病変（Hamp, et al., 1975）	B P		I Ⅱ	I Ⅱ	Ⅰ Ⅰ									I Ⅱ	I Ⅰ	I Ⅱ	
歯の動揺度（Miller）	B P		1	0	2		1	1	2	3	2	2	1	2	0	2	
歯周ポケット（mm）	B P		537 756	534 635	535 536		424 543	323 333	324 224	423 434	323 425	626 556	614 634	725 745	625 424	555 545	
		8	7	6	5	4	3	2	1	1	2	3	4	5	6	7	8
歯周ポケット（mm）	L B		536 536	623 732		324 424	224 426	422 623	222 523	222 423	222 322	222 224	334 424	522 525	534 534	425 526	
歯の動揺度（Miller）	L B		0	0		0	0	1	0	1	1	0	2	1	1	1	
根分岐部病変（Hamp, et al., 1975）	L B		Ⅱ Ⅱ	Ⅲ Ⅲ											Ⅱ Ⅱ	Ⅰ Ⅰ	

図❸　初診から3日後の歯周組織検査。ほとんどの部位でBOP（＋）、すべての大臼歯に根分岐部病変があった。PPDは最大7mm、|1 の動揺度は3度だった

認められ、とくに上顎には著しい垂直性骨吸収が認められた（図2）。

3．診断

プロービング値は、26歯中6mm以上が12歯で、全顎的にBOP（＋）であった（図3）。垂直性骨欠損や歯根膜腔の拡大、過蓋咬合から、咬合性外傷を伴う広汎型重度慢性歯周炎と診断した。

4．治療計画

初診時の咬合は極力変えず、ハイリスクの歯も歯周治療によって可能なかぎり保存しながら歯列を保全していくことを基本に、以下の治療計画を立てた。

①下顎臼歯部は不適合な補綴物を除去して歯周基本治療を行い、再評価の結果、必要に応じて歯周外科手術を行う

②プラークコントロール向上のため、口腔衛生指導と食習慣などの生活習慣指導を行う
③上下顎右側の臼歯欠損部はブリッジで補綴する（当時、当院ではインプラント治療を行っていなかった）
④ブラキシズムの自覚があったため、就寝時にはオクルーザルスプリントを装着することで咬合管理をする

5．治療経過

歯周基本治療後の再評価で、$\frac{7～5}{7\,6}|\frac{4～7}{6\,7}$ には深い歯周ポケットが残存し、BOP（+）のため、歯周外科手術を行った。術後の再評価によって歯周組織の安定を確認し、補綴処置へ移行した。

6．ブラッシング指導

歯科医師と担当歯科衛生士が、ブラッシング指導について以下の計画を立案した。
①口腔内写真を利用して、炎症のある歯肉と健康な歯肉の違い、目標となる歯肉とはどのような歯肉かを患者に理解してもらう
②手鏡を利用して、著しい歯肉退縮とともに、歯間部歯肉の炎症の状態を理解してもらう

熱心にブラッシングしていたつもりでも、間違ったブラッシング方法では歯周病は予防できない。歯ブラシは、コンパクトヘッドで軟らかめのバトラー＃244を処方して、Right Angle 法を具体的に指導することで、毛先の方向とブラッシング圧、ストロークの大きさについて理解を促した。

患者が危機感をもっていたため、ブラッシングテクニックは飛躍的に向上し、正しいブラッシング方法が定着したころ、清掃効率のよい、当院のスタンダード歯ブラシ、バトラー＃222へ変更した。患者は自宅でも手鏡を使って磨き方をチェックし、歯肉の変化にも注目するようになった。初診から2年後には治療が終了し、1989年11月からメインテナンスへ移行した（図4）。

初診より14年後のメインテナンス時（2001年11月12日）、患者から「$\underline{1}$の歯肉が少し赤い気がする」との訴えがあった。歯肉は発赤・腫脹し、プローブを挿入すると根面は粗造で、唇側中央のPPDは3mm、BOP（+）であった（図5）。$\underline{1}$にフレミタスが認められたため、発赤・腫脹の原因は根面の汚染と咬合によるものと診断し、咬合調整とともに根面のデブライドメントを行った。わずかな歯肉の変化に患者が気づいたのは、口腔内に関心をもち、観察する力がついたことによるものであろう。

初診より16年後（2003年11月5日）、歯肉は安定し、手鏡で確認しながらのプラークコントロールは継続している（図6）。当初みられた歯根膜腔の拡大やコンタクトの離開は、歯周治療によって改善した（図7）。

7．メインテナンス中のおもなトラブル

リスク部位を抱えながら長期間メインテナンスに通う患者の場合、"とうとう来たか"というトラブルも起きる。しかし、患者とリスクを共有していれば、トラブルが起こっても、"メインテナンスで通院していたのになぜ？"という不満ではなく、"メインテナンスで通院していたから、ここまで維持できた"と、納得が得られる。可能性の高いトラブルについてはあらかじめ患者に説明

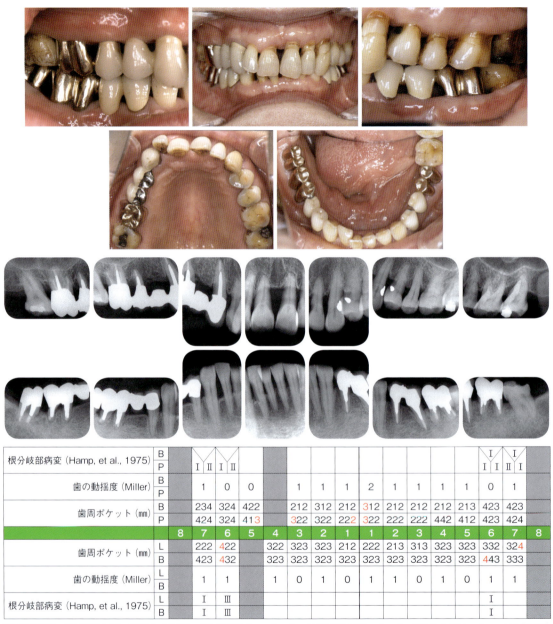

図❹ 補綴処置終了時の口腔内写真およびデンタルX線写真、歯周組織検査（1989年11月1日）

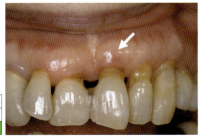

212	232
222	422
1	1

図❺ 初診から14年後（2001年11月12日）。|1 の唇側歯肉に発赤・腫脹が認められた

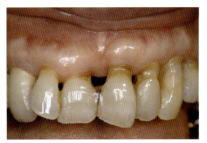

図❻ 初診から16年後（2003年11月5日）。歯肉の炎症は改善し、良好な状態を維持している

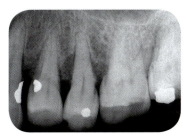

a：初診時（1987年6月26日）

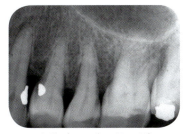

b：5年後（1992年5月15日）

図❼　a：|3〜5 には歯根膜腔の拡大がみられ、|3 4 が離開していた。b：歯根膜腔の拡大は改善し、|3 4 間もコンタクトした

しているため、歯科医師や歯科衛生士が懸念していたとおりにトラブルが生じたことで、かえって信頼関係が深まることもある。

　初診から16年間トラブルなく経過していたが、Ⅲ度の根分岐部病変が存在した 6| は根尖にまで歯槽骨吸収が進行したため、抜歯となった（図8）。その後、6 5|欠損部にインプラントを埋入し、咬合を回復した（2004年5月19日、図9）。

　インプラント周囲のメインテナンス時には、プラークコントロールの確認と咬合診査に加え、インプラント周囲組織を圧迫して滲出液や排膿の有無を確認している。さらに、X フロス（マイクロテック）やスーパーフロス（サンデンタル）を用いて毛先の届きにくいマージン直下のプラークコントロールを行い（図10）、超音波スケーラーとインプラント専用のチップ（スターチップ ITM システム：大信貿易）を用いてバイオフィルムを破壊している（図11）。患者には、インプラントと天然歯との違いを伝え、臼歯部の下部鼓形空隙が広く、歯ブラシのみではプラークコントロールが

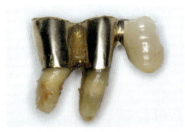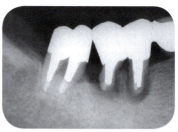

図❽ 初診から16年後（2003年8月29日）。6⏋は歯槽骨吸収が根尖にまで進行したため、抜歯となった

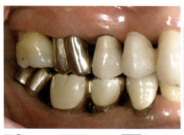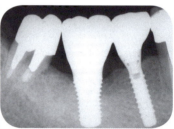

図❾ 2004年5月19日、6 5⏋欠損部にインプラントを埋入し、咬合支持を回復した

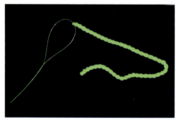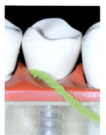

a：Xフロス（マイクロテック）　　b：模型上での清掃イメージ

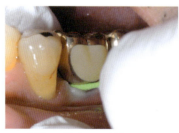

c：実際の口腔内での清掃
図❿a〜c　インプラント周囲へのXフロスの使用（別症例）

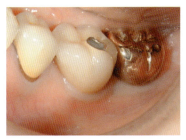
a：視診

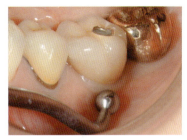
b：滲出液の確認

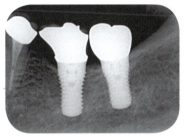
c：必要によりX線写真検査を行う

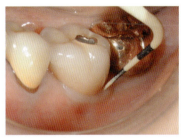
d：プラスチックプローブによる検査

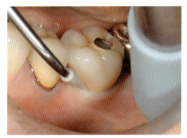
e：超音波スケーラーによる機械的清掃（スターチップITMシステム：大信貿易）

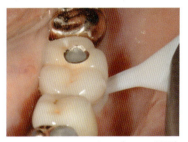
f：エアフローマスター（EMS・松風）を用いた清掃

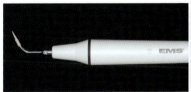
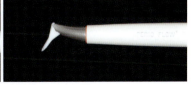
g：スターチップITMシステム（大信貿易）［左］、エアフローマスター（EMS・松風）［右］

図⓫a～g　メインテナンス時のインプラント周囲の診査・検査と清掃（別症例）

表❶ メインテナンス移行後に配慮すること

①患者とリスクを共有する
②トラブルが起きた場合の対応を、患者に伝えておく
③メインテナンスの重要性を毎回確認する
④患者のライフステージに配慮する

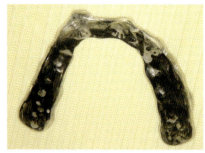

図⓬ 就寝時にオクルーザルスプリントを装着しているが、ブラキシズムによる摩耗が著しい

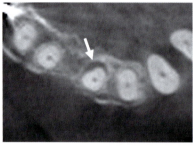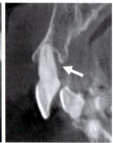

図⓭ メインテナンス時(2008年2月13日)。CBCT画像で、1｜近心舌側に透過像を認めた

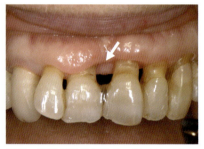

図⓮ 歯周外科手術後2ヵ月(2008年4月28日)。歯周外科手術の影響で、1｜1間の歯間乳頭はまだ陥没している

十分行えないため、歯間ブラシの使用も指導している。そして毎回、メインテナンスの必要性と重要性を再確認している（**表1**）。

患者は、ブラキサーで臼歯部の咬耗が著しかったため、治療終了後から就寝時にオクルーザルスプリントを装着しているが、メインテナンス時には毎回摩耗の程度を確認する必要がある（**図12**）。

メインテナンス時（2008年2月13日）に、1｜近心舌側のPPDが7mmと急に深くなっていたため、CBCTを撮影して確認すると、1｜近心舌側にX線透過像を認めた（**図13**）。歯周外科手術を行った際、1｜近心舌側の骨欠損部の根面にはセメント質剥離を認めたため、剥離したセメント質を除去した後、根面のルートプレーニングを行った（**図14**）。

患者はメインテナンスで長期間通院しているなかで、自分の口腔内を観察する力を育んだ。擦過傷を作っても、自ら原因を推測して解決法を考え、来院したときには治癒の途中ということもあった（**図15～17**）。患者自身が歯肉を観察する力を養って健康観を維持するには、メインテナンスにおいて医療者側の工夫が重要である。

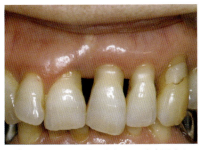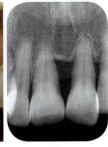

図⓯　初診時、上顎前歯部の口腔内写真とデンタルX線写真（1987年6月26日）。歯を失う危機感から、自分なりに磨いていたことがうかがえる歯肉であった

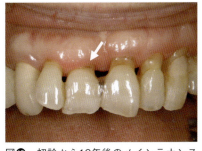

図⓰　初診から19年後のメインテナンス時（2006年2月9日）。<u>1</u>|唇側辺縁歯肉近心に擦過傷がみられたが、「歯ブラシで擦ってしまったので、毛先が触れないようにして治している」と、患者は自分で考え、治そうとしていた

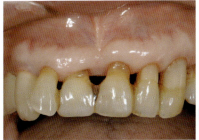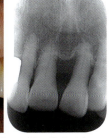

図⓱　初診から31年後（2018年2月15日）、86歳。歯肉は安定し、良好な状態を維持している

8．今後のメインテナンスで配慮すべきこと

　内科的な疾患がなく、薬剤を服用していないことと、歯科衛生士の指導を受け入れて入浴時に唾液腺マッサージを熱心に行っていることなどから、機能時の唾液量は、1997年から1.7～2.2mL/分と良好な状態を維持している。しかし、今後は唾液の減少や、甘味制限が疎かになることも考えられるため、フッ化物を積極的に取り入れて根面う蝕を予防する必要がある。

　86歳になった現在、来院のたびに足腰の痛みを訴え、体力や気力の衰えが目立つようになってきた。口腔内だけではなく、生活の変化や心身の状態にも配慮する必要が出てきている。今後も現在のような良好な口腔環境を維持していくためには、適切なプラークコントロールは欠かせない（図18）。メインテナンスでの来院が継続できるよう、

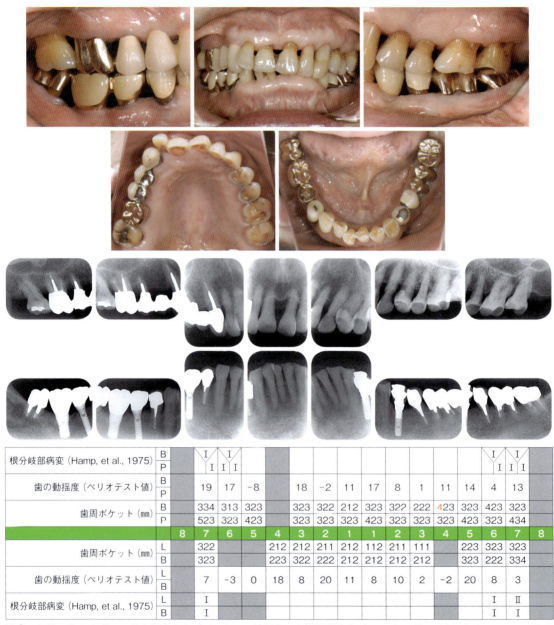

図⓲ 初診から31年後の口腔内写真およびデンタルX線写真、歯周組織検査（2018年2月15日）。多くのリスクを抱えながらも、歯周病の病態は安定した状態を維持している

ご家族と連携しながら、患者のモチベーション維持に努めたい。

「歯ブラシ処方箋」の提案

　口腔の健康は全身の健康を左右し、質の高いプラークコントロールは、健康な口腔内環境を長期間にわたって維持するために欠かせない。適切な口腔衛生用品の選択と使用は、歯科治療を効果的に進め、予防していく中心的役割を担う。そのために、患者が使いやすく、治療や予防にも効果的な口腔衛生用品を選ぶことが重要と考える。

　高齢者の誤嚥性肺炎と口腔内細菌との関係や、糖尿病・心疾患などをはじめとする全身疾患と歯周病との関連があきらかになりつつある現在、万病の元といえる歯周病の治療がさらに重要性を増している。

　全身の健康に大きな影響を与える口腔の健康を獲得して維持するために、プラークコントロールをより効果的に行う必要がある。それには、医科の薬剤処方と同様に、歯科医師や歯科衛生士が専門的知識をもとに口腔衛生用品を「歯ブラシ処方箋」（図19）として処方し、正しい使用方法を患者や社会に伝えることで、口腔の健康だけではなく、全身の健康を獲得・維持していけるように導きたいと考えている。

　プラークコントロールはすべての歯科治療の基本である。しかし、患者は磨いているつもりでもプラークが残っている、あるいはブラッシングが継続されない、ブラッシングによる擦過傷や歯肉退縮がみられるなど、なかなか医療者側の期待どおりにならないことが多い。

　現在わが国では、平均寿命が男性81.09歳、女性87.26歳の超高齢社会（厚生労働省：平成29年簡易生命表）となり、加齢に伴う歯の咬耗や歯肉退縮、全身疾患の罹患やそれに伴う内服薬服用による唾液分泌量の減少など、プラークコントロール以外のさまざまな要因によっても、口腔は影響を受けている。

　"健康な口腔"とは、永久歯列が完成した若年者の状態を考えがちだが、40歳には40歳の、70歳には70歳の、それぞれの年代に応じた"健康な口腔"がある（図20）。高齢になると、口から食べることで誤嚥性肺炎や寝たきりを防ぐなど、口腔内環境は全身を健康に保つことに大きくかかわってくる。

　われわれ歯科医療従事者の役割は、患者に口腔を通じて全身の健康に目を向けてもらい、自分の健康は自分で守るという"自律的健康観"を高めることであり、このことが広い意味でのプラークコントロールと考えている。

　当院は2018年現在で開業35年目、20年以上メインテナンスで来院している患者が400名を超えるようになってきた。通院できなくなった在宅患者や施設入居患者も徐々に多くなってきたため、通院の中断で口腔内環境が悪化し、食生活を含めたQOLの低下に繋がらないように訪問診療でのメインテナンスを行い、歯科医院全体で患者を支えるチーム医療の仕組み作りを急いでいる。

［金子　至］

発行日：2018年09月20日

歯ブラシ処方箋(1/1)

金子○○ 様

医療法人創志会 金子歯科医院
0261-23-2200
伊藤○○

あなたのお口に合った歯科衛生用品です。継続して使うことで健康を守ります。
担当歯科衛生士の指導を守って正しくお使いください。

製品	詳細
バトラー　ハブラシ #244 サンスター	**[製品の特徴]** ・柔らかくコシがある毛がプラークを優しく除去 ・歯肉を傷つけにくい **[指導内容]** ・毛先を歯面と直角に当てて歯肉を傷つけないように小刻みに振動させて磨く ・2週間を目安に交換してください
バトラー　ハブラシ #025S サンスター	**[製品の特徴]** ・柔らかくコシがある毛がプラークを優しく除去 ・歯肉を傷つけにくい ・丸みの少ない歯に適している ・ヘッドが小さく口の小さな方に適している **[指導内容]** ・毛先を歯面と直角に当てて歯肉を傷つけないように小刻みに振動させて磨く ・2週間を目安に交換してください
バトラー　シングルタフト #01S サンスター	**[製品の特徴]** ・部分磨き用歯ブラシ ・毛が柔らかく歯肉を傷つけにくい ・磨きにくい部位の集中ケア向け **[指導内容]** ・細かく円を描くように動かす ・毛先が開いたら交換してください

備考:

毛先の角度に気をつけて、手鏡を見ながら丁寧に磨いてください。
歯ブラシは2週間をめどに交換してください。

図⓳　当院で使用している"歯ブラシ処方箋"。筆者の主宰する「綾の会」では"歯ブラシ処方箋"ソフトの開発を進めている

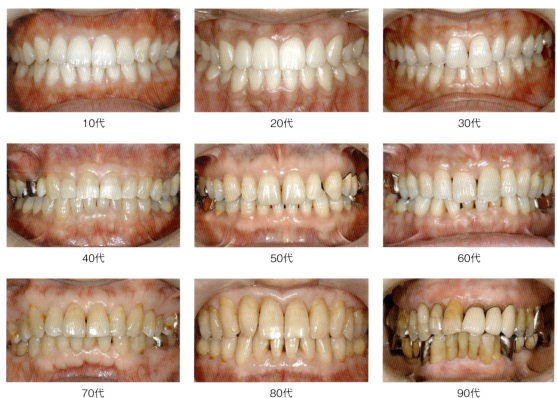

図⓴ 当院のメインテナンス患者。それぞれの年代に応じた"臨床的に健康な口腔内環境"の獲得と維持を目標としている

13 歯周治療と歯科医院経営

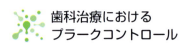
歯科治療におけるプラークコントロール

プラークコントロールはすべての歯科治療の基本である。DMF指数の推移（図1、2）から、34歳以下の比較的若年者のエナメル質う蝕に関してはほぼ解決したと考えられるが（図3）、35歳以上では著しい減少は認められない。これは、過度なブラッシングや歯周病の進行に伴う歯肉退

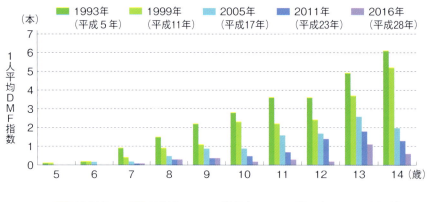

図❶　5〜14歳の1人平均DMF指数の変化。若年者のDMF指数は劇的に改善した。エナメル質う蝕についてはほぼ解決したと考えられる（参考文献[1]より引用改変）

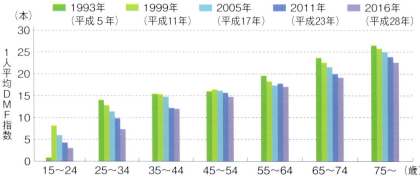

図❷　15歳以上の1人平均DMF指数の変化。40歳代以降のDMF指数には著しい変化はみられない（参考文献[1]より引用改変）

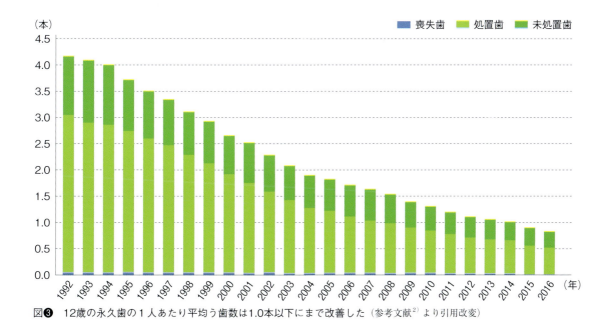

図❸ 12歳の永久歯の1人あたり平均う歯数は1.0本以下にまで改善した（参考文献2）より引用改変）

縮を原因とする歯頸部のセメント質う蝕の増加によるものと考えられる（図4）。

健康増進法に基づいて策定された健康日本21（第二次）では、80歳になっても自分の歯が20本以上ある8020（ハチマルニイマル）達成者率を平成34年に50％にするという目標を掲げていたが、平成28年度 歯科疾患実態調査（厚生労働省）[1]から51.2％と推計され、早々にその目標が達成された（図5）。しかし、残存歯数は各年代で増加しつつあるとはいうものの、4mm以上の歯周ポケットを有する者の割合は75歳以上の高齢者で著しく増加しており（図6）、残存歯は歯周病に罹患していることがあきらかである。

以上から、中・高齢者にとっては、エナメル質

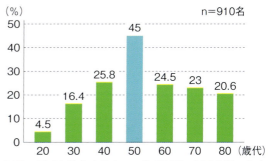

図❹ 根面う蝕有病者率。40歳代以降、根面う蝕の有病者率は高まる（参考文献3）より引用改変）

う蝕の予防以上に、唇側歯頸部のセメント質う蝕や歯周病の治療と予防対策としてのプラークコントロールが重要ということになる。

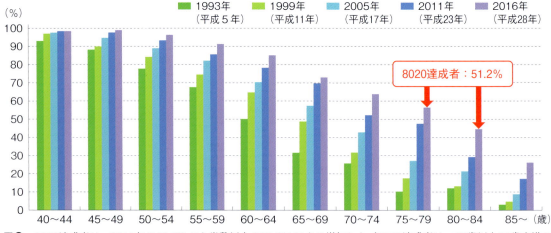

図❺ 8020達成者は、2011年の40.2%から半数以上の51.2%にまで増加した（8020達成者は、75歳以上84歳未満の数値から推計）［参考文献[1]より引用改変］

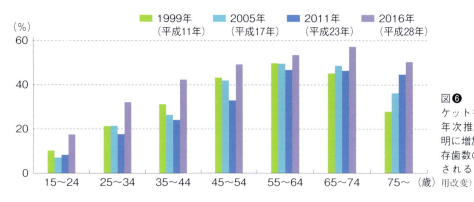

図❻ 4 mm以上の歯周ポケットを有する者の割合の年次推移。75歳以上で著明に増加しているのは、残存歯数の増加が原因と推察される（参考文献[1]より引用改変）

歯周病と全身の健康

国民医療費は増加傾向にあり、平成28年度の総医療費は41兆円を超えた[4]。そのうち、歯科医療費の占める比率は、長期的には減少傾向にあったが、ここ数年は7.0%前後で推移している（図7）。

多くの日本人が罹患し、歯を失う最も大きな原因である歯周病は、糖尿病、慢性腎臓病、血管障害、早産・低体重児出産、関節リウマチ、あるいは非アルコール性脂肪性肝炎など、多くの疾患の発症や悪化と関連することがわかってきた。歯周病の治療は、今後の歯科医療の最重要課題といえる（図8）。

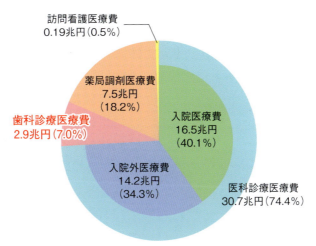

図❼ 国民医療費における歯科医療費の現状。近年、国民医療費は年々増加しており、歯科医療費は全体の7.0％を占めている（参考文献[4]より引用改変）

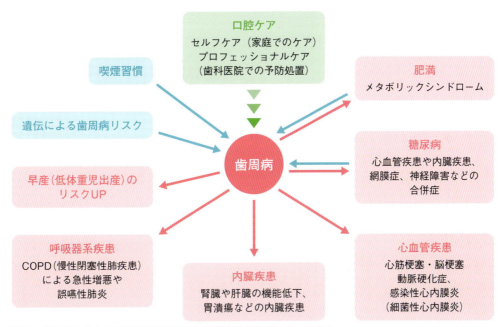

図❽ 歯周病は多くの疾患の発症や悪化と関連することがわかってきた

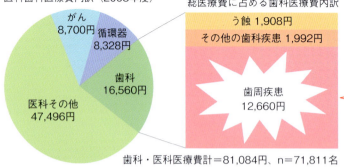

図❾ 歯周疾患の医療費は、すべての診療科目別の医療費で最も多く、約16%を占めていた（参考文献5)より引用改変）

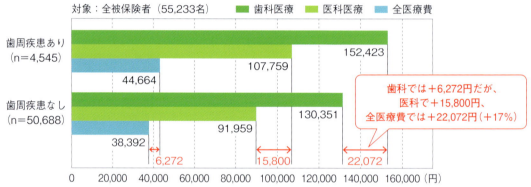

図❿ 歯周疾患は全身の健康に深いかかわりをもつ。歯周疾患を有する人は、ない人に比べて総医療費が17%高く、歯周疾患対策が総医療費を抑制することがわかった（参考文献5)より引用改変）

　デンソー健康保険組合は、被保険者（組合員）7万人に対して15年間の歯科・医科医療費の相関分析を行った。その結果、被保険者の歯周疾患医療費の診療科目別構成比は16%で、がんや循環器系の医療費より高く（図9）、歯の健康維持は加入者のQOL向上・維持だけでなく、医療費全体の抑制に大きく貢献していた（図10）。歯科保健活動の実施は、口腔内環境が改善されるだけではなく、健康意識の向上や好ましい健康行動へ繋がった。

　広島県歯科医師会は、歯周病と糖尿病の双方向性の関連（歯周病と糖尿病の両方に罹患している

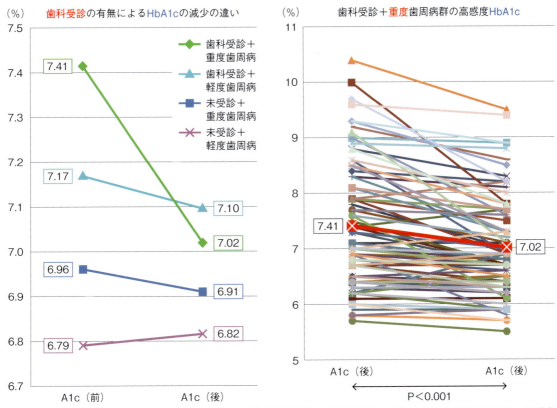

図⓫ Hiroshima Study から得られた結果の一部。A群（歯科受診＋重度歯周病）：75名。国民の健康のために、医科歯科連携を強化していく必要がある（参考文献[6]より引用改変）

患者に歯周治療を行い、歯周炎の改善による血糖値の減少との関連、有効な治療法と歯周治療が有効な患者群）を調査するため、広島県医師会の協力を得て、広島大学大学院と共同で糖尿病歯周病関連調査事業（Hiroshima Study）を行い、中等度以上の歯周炎を有する患者に対する歯周治療においてHbA1cは有意に低下するという結果を得た（図11）。

国民の健康のために、いままで以上に医科歯科連携を強化していく必要がある。

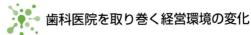 **歯科医院を取り巻く経営環境の変化**

当院は、1983年の開業当初、主訴の解決を中心に診療を行っていたが、主訴部位の治療がいったん終了しても、しばらくすると同様の来院が繰り返される経験から、予防を基盤とした診療スタ

院内	院外
・新人教育 ・院内勉強会（月2回、年約25回）	・スタディーグループ「綾の会」への参加・発表 ・日本歯周病学会および日本臨床歯周病学会への参加・発表

図⓬　当院のスタッフ教育

イルの確立が不可欠と考えるようになった。とはいえ、歯周治療は長い間、保険診療において低点数に据え置かれていたため、予防型歯科医院への転換は困難を極めたが、この6、7年で状況は大きく変化した。2008年4月に保険収載されたSPT（Supportive Periodontal Therapy）は、2年ごとの保険改定で運用しやすく改善され、点数も飛躍的にアップした。SPTを行うことで患者負担は少なくなり、歯科医院の収入は伸び、さらに歯科医療費は減少するという好循環が現実となった。

歯周治療と歯科医院経営

1．予防型の歯科医院を作る

歯周治療ができる態勢を整えるためには、以下が重要と考えている。

1）患者教育

主訴を解決するだけの歯科治療では、予防型の歯科医院になれない。患者が口腔の健康を獲得・維持していくためには、歯周治療に積極的に取り組む患者自身の姿勢が必要となる。そのためには、患者が歯周病の病態を理解し、治療について納得することが不可欠である。

当院では診療後、すべての患者に現症と今後の治療の可能性について具体的に説明（カウンセリング）し、これから行われる歯周治療に希望をもってもらうようにしている。

2）スタッフ教育

歯科衛生士を教育して、歯周治療の能力を上げる必要がある。歯科衛生士の能力が上がれば、必然的に歯科医院の総合力は向上する（図12）。

歯周治療を行ううえで、歯周基本治療は欠かせない。しかし、筆者は35年の開業歴で、スケーラーのシャープニングができる新卒歯科衛生士を採用したことがない。シャープニングができなければ、当然ながら歯周治療はできない。

当院では、新規採用した歯科衛生士に対して、診療の始まる30分前と診療後の1時間を、初期研修（6ヵ月間）に充てている。

初期研修は、Ⅰ期研修（最初の3ヵ月間）とⅡ期研修（その後の3ヵ月間）からなる。

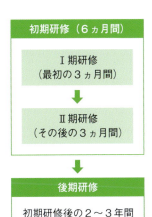

図⓭　当院の新人教育

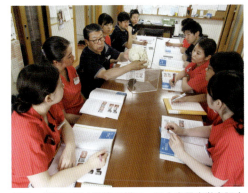

図⓮　当院の新人教育の様子。日本歯周病学会認定歯科衛生士の取得が当面の目標。新人だけではなく、他の歯科衛生士や勤務医も参加して学習する

①Ⅰ期研修：歯周治療を中心とした基本学習と、当院での歯科治療に関する実践的トレーニング

　歯周組織検査・口腔内写真撮影、唾液検査・HbA1c・hs-CRPなどの臨床検査やスケーラーのシャープニングだけではなく、アシスタントや滅菌業務も学ぶ。

②Ⅱ期研修：歯周治療を中心とした実習と配当患者での基礎トレーニング

　歯周治療を中心に歯科医療全般にわたる理論を学び、配当された歯周炎患者の歯周基本治療をとおして、歯科衛生士としての能力を積み上げる。

　7ヵ月目からは、後期研修に移行する。後期研修は、初期研修で身につけた基本的知識と技量に肉づけすることが目標である。後期研修を2～3年、つまり採用して約3年経験を積むと、歯周治療をある程度任せられる歯科衛生士に成長する（図13）。

　その他、月に2回、平日の午後を休診にして勉強会を行い、院内での知識の共有を図っている。さらに、筆者が主宰するスタディーグループ「綾の会」や日本歯周病学会、日本臨床歯周病学会にも参加し、多くのことを学んでいる。

　当院では、日本歯周病学会の認定歯科衛生士取得を当面の目標として、歯科衛生士の新人教育を行っている。スタッフ教育はたいへんな労力を要するが、スタッフの成長を感じながらの教育は楽しみでもあり、予防型の歯科医院を作る際の最重要課題と位置づけている（図14）。

2．治療後はメインテナンスに移行する

　予防型の歯科医院になるにつれて、必然的にメインテナンス患者が増えてくる。当院では、現在月に約600名のメインテナンス患者が来院し、予防を柱にした診療が確立しつつある。

　良好な口腔内環境を獲得・維持することは、何

```
2008年4月：830点
  再診料：40点
  歯科疾患管理料：110点
  歯科衛生士実地指導：80点
  精密検査：400点（20歯以上）
  SPT：150点（毎年50点ずつ減点する）
  口腔内写真：10点×5
```

```
2016年4月：SPT（Ⅱ）1,071点
  再診料：45点
  外来環：5点
  明細書：1点
  歯科疾患管理料：110点
  歯科衛生士実地指導：80点
  精密検査（20歯以上）・SPT・口腔内写真を包括：830点
  必要に応じて毎月 SPT が行える
```

図⑮ SPT は大幅な増点とともに、患者の病態に合わせて柔軟に運用できるように改善されている

よりも患者のためになり、歯科医院の収入も担保され、さらには医療費が抑えられる"三方よし"となる。メインテナンス患者が多くなり、予防型の歯科医院になることは、経営基盤の安定にも繋がる。

1）かかりつけ歯科医機能強化型歯科診療所

平成28（2016）年の保険改定で、かかりつけ歯科医機能強化型歯科診療所（以下、か強診）の施設基準が採用された。か強診になれば、歯周外科手術を行わなかった患者でも、病態に応じてSPT（Ⅱ）を毎月行うことが可能になった。

2）SPT から SPT（Ⅱ）へ

2008年に初めて保険収載された SPT は、4回の改定を経て830点（2008年）から1,071点（SPTⅡ：2016年）と、実に241点増点し、歯科医院の重要な経営基盤となった（**図15**）。

歯科医療の未来

歯周病と全身の健康との関連があきらかになり、歯周病を治療することによる医療費の抑制効果も確認された。新聞やテレビなど、マスコミで歯周病の治療と予防の重要性が連日のように取り上げられ、健康な口腔内環境で快適な食生活を送りたいと考える国民が大多数を占めるようになった。

このような社会環境のなか、SPT は大幅な増点とともに、患者の病態に合わせて柔軟に運用できるように改善された（**図15**）。筆者は2010年の保険改定に際し、日本歯周病学会の委員としてSPT の医療技術評価を担当した経験から、現在の評価には感無量である。

SPT への移行は、歯科医院の経営環境を左右する重要課題であり、SPT を効果的に行うには、高い能力をもった歯科衛生士が必要となる。歯科衛生士が活躍できる環境づくりに積極的に取り組む必要がある。現在は修復や補綴処置にかける労力・時間が圧倒的に大きいが、残存歯数の増加に伴い、歯周治療と予防処置の比重が大きくなり、将来的には予防処置が中心になることを期待している（**図16**）。

2013年に立てた目標値	目標達成が困難と判断し、2017年に目標値を修正した
2012年　治療：予防＝7：3 2020年　治療：予防＝5：5 2025年　治療：予防＝3：7	2012年　治療：予防＝7：3 2020年　治療：予防＝6：4 2025年　治療：予防＝5：5

図⓰　希望的観測を含めた当院での収入バランスの目標

①明確なビジョンがある
②医院全体に十分なスキルがある
③合理的で将来を見据えたマネジメントが行われている
④適宜、変革に耐え得る創造的で柔軟な態勢が確立されている

①〜④を維持していくことが最も重要

図⓱　筆者が考える、歯科医院に必要な条件

図17に、筆者が考える歯科医院に必要な条件を挙げる。今後の歯科界を担う若い歯科医師には、予防主体の歯科医療を目指して、"夢"をもって励んでもらうことを期待したい。　　　　［金子　至］

【参考文献】
1）厚生労働省：平成28年度 歯科疾患実態調査. https://www.mhlw.go.jp/toukei/list/dl/62-28-02.pdf
2）文部科学省：平成28年度 学校保健統計調査. http://www.mext.go.jp/component/b_menu/other/__icsFiles/afieldfile/2017/03/27/1380548_03.pdf
3）眞木吉信，他：成人及び老年者の歯根面う蝕とくさび状欠損の年齢的推移. 口腔衛生学会雑誌，46：504-505，1996.
4）厚生労働省：平成28年度 医療費の動向. https://www.mhlw.go.jp/file/04-Houdouhappyou-12401000-Hokenkyoku-Soumuka/0000177607.pdf
5）デンソー健康保険組合：データとエビデンスに基づく実証的保健事業. https://www.jshss.org/wp-content/uploads/2013/07/AW005_awardee-1_presentation.pdf
6）広島県歯科医師会, Hiroshima Study 実行委員会：Hiroshima Study 結果報告書. http://www.hpda.or.jp/hiroshima_study/hsr.pdf
7）厚生労働省：平成26年 患者調査の概況. https://www.mhlw.go.jp/toukei/saikin/hw/kanja/14/dl/gaiyou.pdf

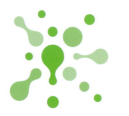

Epilogue

訪問診療で行う"口腔ケア"

　通院できなくなって訪問診療を希望する患者は、身体機能が著しく低下し、十分なセルフケアができなくなっている場合が多い（**図1**）。加えて、訪問診療ではプラークを除去するだけではなく、摂食・嚥下といった口腔機能の状態も注意して診る必要がある。口腔清掃と口腔機能のリハビリを合わせて"口腔ケア"と呼ばれることが多く、本項では訪問診療を受診する患者の特徴と、訪問先で行う口腔ケアについて述べたい。

 訪問口腔ケアを行う前に

　訪問診療は、脳血管障害の後遺症や認知症などから外来受診が困難になった患者が対象となる。患者の全身状態によっては、食事や排泄などの日常生活に介助が必要となり、意思の疎通が困難なことも少なくない。そのため、訪問口腔ケアを行う前に、患者がどのような全身状態にあるのか、どのように日常生活を過ごしているのかなどを十分に把握しておく必要がある（**表1**）。

　介護看護の現場では、われわれ口腔領域の専門家が行う口腔ケアに対して、口腔内の食渣やプラークを除去するだけではなく、口腔機能の維持・向上、そして何より誤嚥性肺炎の予防を期待している。平成28年の厚生労働省の調査で、肺炎は日本人の死亡原因の第3位となっており、年々増加している。肺炎による死亡は高齢者が95％以上であり、その多くが誤嚥に関係しているため、訪問口腔ケアの必要性は非常に高く、われわれはそのことを理解しなければならない（**図2**）。

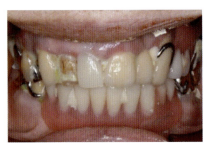

図❶　訪問患者の口腔内写真。食渣やプラークが多く残存しており、う蝕や歯周病に罹患している。患者自身ではプラークを落とすことができなくなっており、口腔内は汚れたままの状態である場合がほとんどである（トミデンタルクリニック・小川丈夫先生のご厚意による）

表❶ 訪問診療を行う前に確認しておくべき患者情報。患者自身からは必要な情報が正確に得られないことが多いため、事前に周囲の方から十分な情報を収集しておく必要がある

- 全身疾患の現病歴、既往歴
- 服用薬
- かかりつけ医
- 通所施設名
- 担当ケアマネジャー
- 同居または付き添いの人の情報（名前・続柄・連絡先など）
- 要介護度
- 体の不自由な部位
- 認知症の有無
- 現在使用中の口腔衛生用品
- 義歯使用の有無
- 摂食嚥下障害の有無

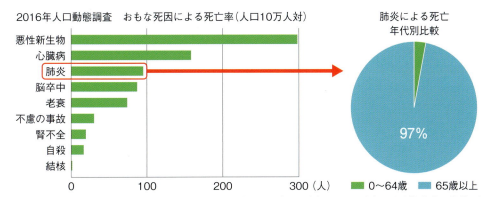

図❷ おもな死因別に見た死亡率の年次推移。平成23年（2011年）から、肺炎は脳血管疾患と順位が入れ替わり、日本人の死因第3位となっている。肺炎による死亡のうち、97％が65歳以上であることから、高齢化の進展と誤嚥によって起こる肺炎の死亡が増えたことが原因と考えられる（参考文献[1]より引用改変）

器質的口腔ケア	機能的口腔ケア
・残存歯の清掃 ・義歯の清掃 ・舌や粘膜の清掃 ・含嗽	・口腔周囲筋のマッサージ ・嚥下の訓練 ・発音、構音訓練 ・咳払い訓練

図❸ 器質的口腔ケアと機能的口腔ケア

 器質的口腔ケアと機能的口腔ケア

口腔ケアは、器質的口腔ケアと機能的口腔ケアの2つに大別される（図3）。器質的口腔ケアは、歯や粘膜、義歯に付着した食渣やプラークを除去して清潔にするプラークコントロールである（図4）。一方、機能的口腔ケアは、摂食・嚥下などの口腔機能を維持・回復させることを目的としたものである。訪問診療では、器質的口腔ケアを行うことで誤嚥性肺炎のリスクを軽減させ、機能的

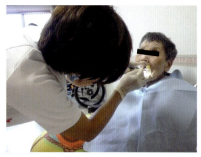
図❹ 器質的口腔ケアの実際。口腔内をペンライトで照らしながら、スポンジブラシで食渣とプラークを除去している（図4、5はトミデンタルクリニック・小川丈夫先生のご厚意による）

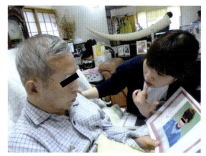
図❺ 機能的口腔ケアの実際。患者に言葉を発音させ、聞き取れる発音になっているかを確認し、発音の悪い音に対して口唇の機能訓練を行う

口腔ケアによって口腔機能を高め、自分の口で食事を摂るなどのQOL（生活の質）を高めることができる（図5）。

近年、全身的な機能低下に先立ってオーラルフレイルが認められるとの報告もあることから、訪問診療に移行する前段階の外来における歯科医療は非常に重要な役割を担っているといえる。

 訪問口腔ケアの実際

訪問先ではまず、既往歴の確認、バイタルチェックを行う。患者自身から確認がとれる場合もあれば、家族やケアマネジャー、内科主治医から情報を提供してもらうことも多い。つねに多職種連携がとれる態勢を整えておくことが重要である。

次に、口腔内の診査と口腔機能のアセスメントを行う。残存歯や歯肉の状態だけではなく、舌や軟口蓋、硬口蓋、咽頭、頬粘膜についても注意して診る。プラークや食渣の残存状況などから、日々の口腔清掃および口腔機能状態を判断できる。さらに、唾液量も確認する必要がある。また、義歯装着患者では、義歯の適合や使用状況、清掃状態を確認し、粘膜に傷がないかも確認しなければならない。歯肉の炎症や義歯による傷が粘膜にあっても患者本人に自覚症状がないことがあるため、口腔内をくまなく診査・診断することが重要である（図6）。

これら口腔内外のアセスメントを行ったら、誤嚥を起こしにくい体勢（図7）を確保し、口腔ケアに移る。訪問患者は外来患者とは異なり、スムースに開口できないことがある。とくに認知症が進んだ患者は口腔ケアを拒否することもあるため、そのような場合は何気ない日常会話をしながら、口から遠い手指などに触れて脱感作していく（図8）。訪問診療においては、焦らず徐々に患者自ら口を開いてくれる関係を構築していくことが重要である。口腔ケア実施時には家族や施設のス

図❻ 口腔内の診査と口腔機能のアセスメントを記入するシート。衛生面と機能面について、看護職員や介護スタッフにも理解しやすく記入することで、コミュニケーションシートとしても活用できる

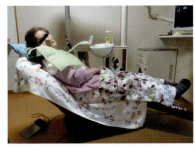

図❼ 誤嚥を起こしにくい体勢。座位のとれない患者は、ベッドの上で口腔ケアを行うことになる。水平よりも背もたれを30°ほど起こし、首が後ろに傾かないように枕などで起こす。患者が無理なく姿勢を保持できているか、つねに注意をしながら口腔ケアを行う

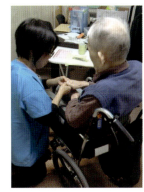

図❽ 口腔ケアを始める前に手指に触れて脱感作すると、スムーズに実施しやすい

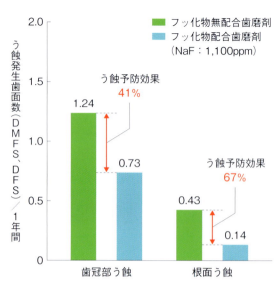

図❾ 成人および高齢者の根面う蝕に対するフッ化物配合歯磨剤の臨床効果を調査した最初の研究。フッ化物配合歯磨剤の使用によるう蝕抑制率は67％で、エナメル質う蝕の抑制率41％よりも効果が高い

タッフにも同席してもらい、昔の話などを一緒にしながら進めると導入しやすい。

　ブラッシングを行う際には、プラークや食渣、舌苔の除去はもちろんであるが、歯ブラシの背で頰粘膜や舌に刺激を与えることで、機能的口腔ケアも行える。含嗽も患者自身で行ってもらい、頰の動きや口唇閉鎖ができているかを観察する。吐き出した後には、咳払いを促すことを忘れないようにする。唾液量が少なくなり、プラークコントロールが低下すると、歯頸部のセメント質う蝕が多発するため、歯面清掃の後には露出した根面へのフッ化物塗布を行う（図9）。

　セルフケアを十分に行えなくなっても、残存能力を引き出す意味で、できるだけ患者自身にブラッシングを行うように促すことが重要である。そのためには、適切な歯ブラシの選択が欠かせない。把持しやすい、動かしやすい、汚れを落としやすい、歯肉に毛先が当たっても痛くないなどの視点から、歯ブラシを選択する（図10、11）。なるべく最小限の口腔衛生用品を使い、短い時間でブラッシングを行えるように考えて指導する。

訪問口腔ケア成功の鍵は、家族ぐるみの通院！

　メインテナンスを30年以上継続していると、患者がこれまで当たり前のように行えていたブラッシングの質が少しずつ低下していることに気づくときがある。それでも、通院ができる間は、メインテナンス間隔を短くすることで、ある程度の状態を維持することは可能であるが、通院ができなくなると、途端に口腔内環境が悪化してしまう場合も多い。

　当院はかかりつけ歯科医院として、最期まで自

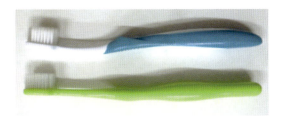

図❿ ルシェロ歯ブラシ P-30 グラッポ（上：ジーシー）と DENT.EX systema genki（下：ライオン歯科材）。グリップが太く、パームグリップで握りやすい形状になっている。ヘッドも大きく、毛先の当たる面積が広いため汚れを落としやすく、歯肉に毛先が当たっても痛くない。歯ブラシを細かく動かせなくなった患者のセルフケアに適した歯ブラシである

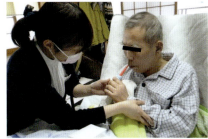

図⓫ 通常の歯ブラシを使用する際、握りやすくするためにシリコーンのグリップ（くるくるシリコングリップ：DAIWA）を巻いてもらうこともある（トミデンタルクリニック・小川丈夫先生のご厚意による）

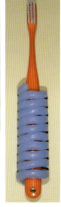

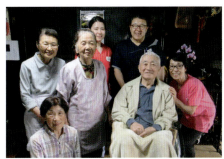

図⓬ 最期まで自分の歯が残っていてよかったと思ってもらえるような口腔ケアを行いたいと考えている。訪問診療には、熟練した歯科衛生士だけではなく、若い歯科衛生士や歯科医師も帯同するようにしている。スキルだけではなく、患者との信頼関係の大切さを学ぶ貴重な機会となっている（患者の同意を得て掲載）

分の歯や口で食事が摂れるように、いつでも訪問診療を行える態勢を整えているが、患者の通院が途絶えると連絡がとれなくなり、訪問診療へと繋がらないこともある。

　そのような問題の解決策として、当院では家族ぐるみの通院を勧めている。そうすることで、患者本人の病態や体調の変化だけではなく、家族の生活背景やその変化まで把握できる。さらに口腔ケアの重要性やスキルも家族間で共有できるなど、家族ぐるみでの通院は在宅での口腔ケアの重要な担い手を養成することにも繋がる。患者との信頼関係を構築し、最期まで自分の歯が残っていてよかったと思ってもらえる口腔ケアを行いたいものである（図12）。

［福田修二、金子 創、松本絹子、金子 至］

【参考文献】
1）厚生労働省：平成30年 我が国の人口動態．https://www.mhlw.go.jp/toukei/list/dl/81-1a2.pdf
2）平松満紀美：おひとりさま専門的口腔ケア 歯科衛生士による在宅単独訪問の実際．デンタルダイヤモンド社，東京，2018．
3）平野浩彦，飯島勝矢，他：実践！オーラルフレイル対応マニュアル．公益財団法人東京都福祉保健財団，東京，2016．
4）岩佐康行，荒井秀典，渡辺 裕：特集1 オーラルフレイル 今、歯科医師が考えるべきこと、できること．ザ・クインテッセンス，35(8)：52-68，2016．

● 監著者プロフィール

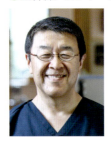

金子 至（かねこ いたる）

1981年　松本歯科大学 卒業
1983年　長野県大町市 開業

医療法人創志会 金子歯科医院 理事長・院長
スタディーグループ「綾の会」代表
日本歯周病学会 理事・認定歯周病専門医・指導医
日本臨床歯周病学会 認定医・指導医・歯周インプラント指導医
日本口腔インプラント学会 会員
米国歯周病学会 International member
歯科医師臨床研修指導歯科医

プラークコントロールの臨床

発行日	2018年11月1日　第1版第1刷
監著者	金子 至
発行人	濵野 優
発行所	株式会社デンタルダイヤモンド社 〒113-0033 東京都文京区本郷 3-2-15 新興ビル 電話 = 03-6801-5810 (代) https://www.dental-diamond.co.jp/ 振替口座 = 00160-3-10768
印刷所	株式会社エス・ケイ・ジェイ

Ⓒ Itaru KANEKO, 2018
落丁、乱丁本はお取り替えいたします

● 本書の複製権・翻訳権・上映権・譲渡権・公衆送信権（送信可能化権を含む）は㈱デンタルダイヤモンド社が保有します。

● JCOPY 〈(社)出版者著作権管理機構 委託出版物〉
本書の無断複写は著作権法上での例外を除き禁じられています。複写される場合は、そのつど事前に㈳出版者著作権管理機構（TEL:03-3513-6969、FAX:03-3513-6979、e-mail:info@jcopy.or.jp）の許諾を得てください。